Diccionario de Abreviaciones de Enfermería

EU Silvia Paulina Rojas Núñez
Universidad de Chile
RCE 8261

Primera Edición

Editorial Segismundo SpA

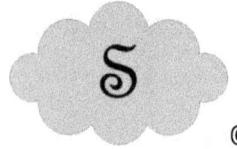

Primera edición: Octubre de 2013
Copyright © 2013 Silvia Paulina Rojas Núñez
Versión: .1.0

Registro de Propiedad Intelectual N°

ISBN-13: 978-1491094792
ISBN-10: 1491094796

Contacto: Juan Carlos Barroux Rojas <jbarroux@segismundo.cl>
Editor: Juan Carlos Barroux Rojas
Diagramador: Juan Carlos Barroux Rojas
Fotografía de portada: Juan Carlos Barroux Rojas

Advertencia legal

En ningún caso este libro debe tomarse como base para la automedicación o el autodiagnóstico pues es una responsabilidad legal ineludible del médico tratante el determinar el diagnóstico y el tratamiento. Ni el autor ni la editorial asumen responsabilidad alguna por los eventuales daños y perjuicios que pudieran generarse del mal uso de este libro. Además, las ciencias de la salud están en permanente cambio, con nuevas investigaciones y experiencia clínica, ampliando nuestro conocimiento de las modalidades terapéuticas y en los tratamientos farmacológicos. El autor ha hecho un importante esfuerzo de verificar toda la información con fuentes confiables para asegurarse de que ésta sea completa y acorde con los estándares aceptados en el momento de la publicación. Sin embargo, en vista de la posibilidad de error humano o de cambios en las ciencias de la salud, ni el autor, ni la editorial o cualquier otra persona implicada en la preparación o la publicación de este trabajo, garantizan que la totalidad de la información aquí contenida sea exacta o completa y no se responsabilizan por errores u omisiones o por los resultados obtenidos del uso de esta información.

Índice de Contenidos

Índice de Contenidos

"...tranquilo, Bobby, tranquilo."

El Niágara en Bicicleta
Juan Luis Guerra

Dedicatoria

Introducción

En nuestro trabajo diario como enfermeros, nos vemos enfrentados a la necesidad de ahorrar tiempo y ganar espacio en la escritura. Esta realidad nos motiva a abreviar palabras, al usar abreviaciones, es decir; abreviaturas, acortamientos, acrónimos, numerónimos y siglas.

¿Qué son?

Una abreviatura, del latín *abbreviatūra*, es un tipo de abreviación que consiste en la representación gráfica reducida de una palabra mediante la supresión de letras finales o centrales, y que suele cerrarse con punto, como por ejemplo Dr.

Un acortamiento es la reducción de la parte final o inicial de una palabra para crear otra nueva, como por ejemplo kine.

Un acrónimo, es un vocablo formado por la unión de elementos de dos o más palabras, usualmente constituido por el principio de la primera y el final de la última, como por ejemplo láser, del inglés *Light Amplification by Stimulated Emission of Radiation*.

Un numerónimo, del inglés *numeronym*, es una palabra que contiene números.

Una sigla, del latín *sigla*, es una palabra formada por el conjunto de letras iniciales de una expresión compleja, como por ejemplo sida, del síndrome de inmunodeficiencia adquirida.

Introducción

¿Por qué las usamos?

Para ahorrar espacio y escribir con mayor rapidez, pues el tiempo de un enfermero siempre en un bien escaso.

¿Pero somos capaces de recordar o conocerlos todos?

Claramente no, en mi caso, después de treinta años de ejercer la enfermería, aún me cuesta descifrar algunas fichas médicas. No encuentro mucha ayuda en Internet, pues cada país, cada región, cada especialidad, mantiene sus abreviaciones particulares. Es más, continuamos creando nuevas abreviaciones.

¿Qué desafíos presenta su uso?

El primer gran desafío es la ambigüedad de muchas de las abreviaciones, pues la gran mayoría presentan más de un significado y en algunos casos, como IC, llegamos a tener 21 significados distintos, los cuales deben deducirse según el contexto del uso de la abreviación. No es difícil darse cuenta de que esto presenta un gran riesgo de confusiones y errores, que claramente en enfermería no nos podemos permitir porque pueden impactar directamente la salud de nuestros pacientes. En algunas instituciones y/o países este tema ha sido normado, definiéndose la lista de las abreviaciones aceptadas en su uso clínico. En particular, en Estados Unidos la *Joint Commission on the Accreditation of Health Care Organizations* (JCAHO), es decir, la Comisión Conjunta para la Acreditación de Organizaciones de Atención de la Salud, valida la existencia de la lista de abreviaciones aceptadas y de las prohibidas, por ser demasiado confusas, en cada una de las instituciones de salud que acredita.

El segundo gran desafío guarda relación con la creciente informatización de nuestro quehacer diario y el enorme potencial de extracción de información mediante el análisis automatizado de las abreviaciones usadas en la historia clínica informatizada (HCI). Sin embargo, el análisis contextual tan simple a un ser humano es difícil de implantar computacionalmente volviendo impreciso el proceso de extraer información útil automáticamente de las HCIs.

En este diccionario he tratado de reunir las abreviaciones más usadas, las más comunes. De seguro me faltan muchas, pero la idea es que cada día este Diccionario de Abreviaciones de Enfermería vaya creciendo.

Si bien este libro es el esfuerzo de varios años no dudo que es perfectible. Las semanas y los meses previos a su lanzamiento han sido de muchas revisiones, pero aún existe la posibilidad de errores. Pido disculpas por cualquier falta que haya logrado pasar estas revisiones. Por último, las frases, palabras, acrónimos o sugerencias que Uds., los lectores piensen deban incluirse en una eventual futura edición, por favor, háganmelas llegar al siguiente correo electrónico: diccionarioenfermeria@gmail.com

Desde ya, mis agradecimientos, pues sus sugerencias y comentarios serán muy apreciados por la autora.

EU Silvia Paulina Rojas Núñez
Académico Escuela de Enfermería
Facultad de Medicina
Universidad de Chile
RCE 8261

Introducción

Anteletra

2-D : Bidimensional.

3-D : Tridimensional.

3TC : Lamivudina.

/ : Entre / por cada.

/r : *Boosting* de ritonavir.

> : Mayor que.

< : Menor que.

>H : Transhumanismo.

°C : Grado *Celsius*.

°F : Grado *Fahrenheit*.

@ : En.

: Cantidad / libra.

" : Pulgada.

† : Aumento.

† : Disminución.

Ψ : Psiquiátrico.

Ø : Ninguno / no.

Δ : Cambio.

ā : Antes.

α : Alfa.

β : Beta.

γ : Gamma.

μ : Micro.

μg : Microgramo.

μm : Micrómetro.

μSv : Microsievert.

A

A : Abdomen / aborto / adenina / anexo / aurícula / grupo A / vitamina A.

A-V : Auriculoventricular.

a/n : A necesidad.

A00 : Marcapasos con estimulación auricular asincrónica.

A. Gral. : Analítica general / anestesia general.

a.c. : (Del lat. *ante cibum*, antes de las comidas). Antes de las comidas.

A.Ce : Antes de la cena.

A.Co : Antes de la comida.

A.De : Antes del desayuno.

A.M. : (Del lat. *ante meridiem*, por la mañana). Por la mañana.

a.m. : (Del lat. *ante meridiem*, por la mañana). Por la mañana.

AA : Abdomen agudo / alcohólicos anónimos / amenaza de aborto / aminoácido / anemia aplásica / aorta abdominal / apendicitis aguda.

Aa : A partes iguales.

aa : (Del grc. *aná*, la misma cantidad de cada uno). De cada uno.

AAA : Aneurisma de aorta abdominal.

AAAIR : Marcapasos con estimulación auricular inhibida a demanda.

AAE : Asociación Argentina de Enfermeras (Argentina).

AAF : Aspiración con aguja fina.

AAI : Marcapasos con estimulación auricular inhibida a demanda.

AAIM : Asociación Argentina de Informática Médica (Argentina).

AAINE : Analgésico y antiinflamatorio no esteroidal.

AAMS : *Association of Air Medical Services*, es decir, Asociación de Servicios Aeromédicos (EE.UU.).

AAN : *American Academy of Nursing*, es decir, Academia Americana de Enfermería (EE.UU.).

AANC : Asociación Argentina de Neurocirugía (Argentina).

AAOS : *American Academy of Orthopaedic Surgeons*, es

decir, academia americana de cirujanos ortopédicos / *American Association of Orthopaedic Surgeons*, es decir, asociación americana de cirujanos ortopédicos.

AAS : Ácido acetilsalicílico / anemia aplásica severa.

AB : Ablación / aborto / grupo AB.

ABC : ABC primario / actividades básicas cotidianas / *Airways, Breathing, Circulation*, es decir, vías aéreas, respiración y circulación.

ABCD : Vía aérea - Buena respiración - Circulación - Desfibrilación.

ABD : Abdomen / abdominal / abducción.

Abd. Bl. : Abdomen blando.

ABDI : Abdomen blando, depresible e indoloro.

ABG : *Arterial Blood Gas*, es decir, gases en sangre arterial.

ABO : Sistema de grupos sanguíneos.

ABS : Absceso.

Abt : Antibiótico.

AC : Adenocarcinoma / antecubital / anticonceptivo / anticuerpo / arabinósido de citosina / arteria carótida /

arteria coronaria / arteria coronaria circunfleja / auscultación cardíaca.

Ac x Fa : Arritmia completa por fibrilación auricular.

ACA : Anticuerpos anticardiolipina / arteria cerebral anterior.

ACACI : Asociación civil argentina de cirugía infantil (Argentina).

ACAE : Auscultación cardíaca normal.

ACC : Arma cortocontundente.

ACD : Arteria carótida derecha / arteria coronaria derecha.

ACE : Antígeno carcinoembrionario / arteria carótida externa.

ACFA : Arritmia completa por fibrilación auricular. Se codifica fibrilación auricular.

ACEIG : Análisis crítico del estrés de un incidente grave.

ACGME : *Accreditation Council for Graduate Medical Education*, es decir, Consejo de Acreditación de la Educación Médica para Graduados (EE.UU.).

ACI : Arteria carótida interna / arteria carótida izquierda / arteria coronaria izquierda.

Diccionario de Abreviaciones de Enfermería

ACID : Arteria carótida interna derecha.

ACII : Arteria carótida interna izquierda.

ACL : Análisis clínicos.

ACLS : *Advanced Cardiac Life Support*, es decir, soporte vital cardiovascular avanzado.

ACM : Arteria cerebral media.

ACMO : Anticuerpo monoclonal.

ACNUR : Alto Comisionado de las Naciones Unidas para los Refugiados.

ACO : Acetilcolina / anticoagulación / anticoagulantes orales / anticonceptivos orales.

ACP : Arma cortopunzante / arteria cerebral posterior / auscultación cardiopulmonar.

ACR : *American College of Rheumatology*, es decir, Colegio Norteamericano de Reumatología (EE.UU.).

ACS : *American College of Surgeons*, es decir, el Colegio Americano de Cirujanos (EE.UU.).

ACTH : Adrenocorticotrofina hipofisiaria / hormona adenocorticotropa.

ACTP : Angioplastia coronaria transluminal percutánea.

ACU : Atención cardiovascular de urgencia.

ACV : Accidente cardiovascular / accidente cerebrovascular.

ACVD : Actividades de la vida diaria.

ACHED : Asociación Chilena para el Estudio del Dolor (Chile).

ACHIEEN : Asociación Chilena de Educación en Enfermería (Chile).

ACHISA : Asociación Chilena de Informática en Salud (Chile).

ACHO : Anticoncepción oral hormonal.

ACHS : Asociación Chilena de Seguridad (Chile).

AD : Aurícula derecha / aparato digestivo / axila derecha.

ad : (Del lat. *ad*, hacia, encima). Hasta.

Ad. lib. : (Del lat. *ad libitum*, a placer, a voluntad). A voluntad, sin límite.

ADA : Adenosindesaminasa / arteria coronaria descendente anterior / arteria descendente anterior.

ADE : Acción dinámica específica.

ADEV : Adicto a drogas endovenosas.

ADH : Hormona antidiurética.

ADN : Ácido desoxirribonucleico.

ADO : Antidiabético oral.

ADP : Adenosina difosfato / adenosindifosfato.

ADVP : Adicción a drogas por vía parenteral.

AE : Antecedentes epidemiológicos.

AEA : Ambulancia de equipos avanzados.

AEB : Ambulancia de equipos básicos.

AEG : Adecuado edad gestacional.

AEO : Arteriosclerosis obliterante.

AESP : Actividad eléctrica sin pulso.

AF : Ácido fólico / actividad física / anemia de *Fanconi* / antecedentes familiares / arma de fuego / arteria femoral / ataxia de *Friedreich*.

AFCF : Alteración de la frecuencia cardíaca fetal.

AFP : Alfafetoproteína.

AG : Antígeno / ácido graso / adenocarcinoma gástrico / anestesia general.

Ag : Símbolo químico de la plata.

AGO : Antecedentes ginecobstétricos / antecedentes ginecológicos y obstétricos.

AGREE : *Appraisal of Guidelines for Research & Evaluation*, es decir, apreciación de directrices de investigación y evaluación.

AHA : *American Heart Association*, es decir, Asociación de Cardiología Americana (EE.UU.).

AHNO : Ayuno hasta nueva orden.

AHO : Anticoncepción oral hormonal.

AHRQ : *Agency for Healthcare Research and Quality's*, es decir, Agencia para la Investigación y Calidad del Cuidado de la Salud (EE.UU.).

AI : Aurícula izquierda / axila izquierda.

AIDS : *Acquired Immunodeficiency Syndrome*, es decir, síndrome de inmunodeficiencia adquirida.

AINE : Antiinflamatorio no esteroidal.

Diccionario de Abreviaciones de Enfermería

AIOD : *International Association for Dynamic Osteosynthesis*, es decir, asociación internacional para la osteosíntesis dinámica.

AIP : Atención integral del parto.

AIT : Accidente isquémico transitorio.

AKI : *Acute Kidney Injury*, es decir, lesión renal aguda.

Al : Símbolo químico del aluminio.

ALASIC : Asociación Latinoamericana de Simulación Clínica.

ALCO : Anónimos Luchadores contra la Obesidad (Argentina).

ALPI : Asociación de Lucha contra la Parálisis Infantil (Argentina).

Alt. dieb. : (Del lat. *alternis diebus*, días alternos). Días alternos.

Alt. horis : (Del lat. *alternis horis*, horas alternas). Horas alternas.

Alt. noct : (Del lat. *alternis noctibus*, noches alternas). Noches alternas.

AM : Adulto mayor.

AMA : Agencia Mundial Antidopaje / *American Medical Association*, es decir, Asociación Médica Americana (EE.UU.) / Asociación Médica Argentina (Argentina).

AMC : Alergias medicamentosas conocidas / antecedentes médicos conocidos.

AME : Atrofia muscular espinal.

AML : Academia de Medicina Legal y Ciencias Forenses (Argentina).

AMM : Asamblea Médica Mundial.

AMO : Amoxicilina / antecedentes médicos obstétricos / aspirado de médula ósea.

Amp : Ampolla.

AMP : Adenosín monofosfato.

AMPc : Adenosín monofosfato cíclico.

AMQ : Antecedentes medicoquirúrgicos.

ANA : *American Nurses Association*, es decir, Asociación de Enfermeros Americanos (EE.UU.) / *Antinuclear Antibody*, es decir, anticuerpo antinuclear.

ANAMED : Agencia Nacional de Medicamentos (Chile).

Diccionario de Abreviaciones de Enfermería

ANCA : *Antineutrophil Cytoplasmic Antibodies,* es decir, anticuerpos citoplasmáticos antineutrófilos.

ANCC : *American Nurses Credentialing Center,* es decir, Centro de Acreditación de Enfermeros Americanos (EE.UU.).

ANDV : Andes virus.

ANEP : Asociación Nacional de Enfermeras de Panamá (Panamá).

ANF : *American Nurses Foundation,* es decir, la Fundación Americana de Enfermeros (EE.UU.).

ANMAT : Administración Nacional de Medicamentos, Alimentos y Tecnología Médica (Argentina).

ANRECH : Asociación Nacional de Reanimadores de Chile (Chile).

ANSI : *American National Standards Institute,* es decir, Instituto Americano de Estándares Nacionales (EE.UU.).

ANSSal : Administración Nacional del Seguro de Salud (Argentina).

AO : Ambos ojos / análisis de orina / aorta.

AO$_2$: Contenido arterial de oxígeno (O$_2$).

AOA : *American Osteopathic Association,* es decir, Asociación Americana de Osteopatía (EE.UU.).

AP : Antecedentes personales / anteroposterior / arteria pulmonar / atención primaria.

APACHE : *Acute Phisiology and Cronic Health Evaluation Scoring System,* es decir, sistema de puntuación para la evaluación de la salud con datos fisiológicos agudos y crónicos.

APANOVI : Asociación Pro Ayuda al No Vidente (Argentina).

APC : Aspiración pulmonar crónica.

APE : Antígeno prostático específico.

APP : A petición propia / amenaza de parto prematuro / antecedentes personales patológicos.

APRI : *Antiretroviral Pregnancy Registry International,* es decir, registro internacional de embarazo con antiretroviral.

APRV : Ventilación con liberación de presión.

APS : Atención primaria de salud.

APUD : *Amine Precursor Uptake Descarboxilase,* es

Diccionario de Abreviaciones de Enfermería

decir, captación y descarboxilación de los precursores de grupos amino.

Ar : Artritis reumatoide / símbolo químico del argón.

ARN : Ácido ribonucleico.

ARNr : ARN ribosómico.

ARNt : ARN de transferencia.

ARNm : ARN mensajero.

ARO : Alto riesgo obstétrico.

ARPSP : Anorrectoplastia sagital posterior.

ARV : Antiretroviral.

As : Símbolo químico del arsénico.

ASEREMAC : Asociación Española para el Registro y Estudio de las Malformaciones Congénitas (España, UE).

ASGUS : *Atypical Glandular Cells of Undetermined Significance*, es decir, atipías glandulares de significado indeterminado.

ASIA : *American Spinal Injury Association*, es decir, Asociación Americana de Lesión de la Médula Espinal (EE.UU.).

ASP : Actividad eléctrica sin pulso.

ASPEFEEN : Asociación Peruana de Facultades y Escuelas de Enfermería (Perú).

AST : Aspartato aminotransferasa.

ASTNA : *Air & Surface Transport Nurses Association*, es decir, asociación de enfermeros de transporte aéreo y terrestre (EE.UU.).

ATA : Atmósfera absoluta.

ATB : Antibiótico.

Atb : Antibiótico.

ATCN : *Advanced Trauma Care for Nurses*, es decir, cuidado avanzado de trauma para enfermeros.

ATLS : *Advanced Trauma Life Support*, es decir, soporte vital avanzado de trauma.

ATM : Atmósfera / articulaciones temporomandibulares.

ATMO : Autotrasplante de médula ósea.

ATP : *Adenosine Triphosphate*, es decir, adenosín trifosfato / angioplastia transluminal percutánea.

ATS : Ambulancia de traslado simple / Ayudante Técnico Sanitario (España, UE).

ATV : Atazanavir.

AU : Altura uterina.

Au : Símbolo químico del oro.

AUGE : Acceso Universal con Garantías Explícitas en Salud.

AUU: Arteria umbilical única.

AV : Acceso vascular.

AVA : Apoyo vital avanzado.

AVAP : Apoyo vital avanzado pediátrico.

AVB : Apoyo vital básico.

AVBP : Apoyo vital básico pediátrico.

AVC : Accidente vascular cerebral.

AVCA : Apoyo vital cardiopulmonar avanzando.

AVD : Actividades de la vida diaria / actos de la vida diaria.

AVDI : Alerta, Voz, Dolor, Inconsciente.

AVE : Accidente vascular encefálico.

aVF : *Augmented Vector Foot*, es decir, vector pierna aumentado.

aVL : *Augmented Vector Left*, es decir, vector izquierdo aumentado.

AVP : Arginina vasopresina.

AZT : Zidovudina.

B

B : Basófilo / biopsia / bolsa amniótica / grupo B / símbolo químico del boro.

b.i.d. : (Del lat. *bis in die*, dos veces al día). Dos veces al día.

B-I : *Billroth I.*

B-II : *Billroth II.*

B1 : Vitamina B1 (i.e. tiamina).

B2 : Vitamina B2 (i.e. riboflavina).

B3 : Vitamina B3 (i.e. nicotinamida o ácido nicotínico).

B5 : Vitamina B5 (i.e. ácido pantoténico).

B6 : Vitamina B6 (i.e. piridoxina).

B7 : Vitamina B7 (i.e. biotina).

B8 : Vitamina B8 (i.e. fosfato de adenosina).

B9 : Vitamina B9 (i.e. ácido fólico).

B12 : Vitamina B12 (i.e. cianocobalamina).

BA : Bacilo ácido resistente / broncoalveolar.

Ba : Símbolo químico del bario.

BAAF : Biopsia por aspiración con aguja fina.

BAAR : Bacilo ácido alcohol resistente.

BAC : Baño de asiento caliente.

BAG : Bajo anestesia general / buen aspecto general.

BAL : Bajo anestesia local.

BAS : Broncoaspiración selectiva / broncoaspirado.

BAV : Bloqueo auriculoventricular.

BAVC : Bloqueo auriculoventricular completo.

BB : Biberón / bilirrubina.

BBIA : Bomba de balón intraaórtico.

BC : Broncopatía crónica / bronquitis crónica.

BCA : Balón de contrapulsación aórtica.

BCF : *Bioconcentration Factor*, es decir, factor de bioconcentración.

BCG : Bacilo de *Calmette* y *Guérin* / buenas condiciones generales.

Diccionario de Abreviaciones de Enfermería

BCGF : *B-Cells Growth Factor*, es decir, factor de crecimiento de células B.

BCIA : Balón de contrapulsación intraaórtico.

BCNU : Carmustina.

BCPA : Balón de contrapulsación intraaórtico.

BCO : Broncopatía crónica obstructiva.

BCRD : Bloqueo completo de rama derecha.

BCRI : Bloqueo completo de rama izquierda.

BCS : Banco de sangre.

BCU : Banco de sangre de cordón umbilical.

BD : Bilirrubina directa / broncodilatadores.

BDBA : Broncodilatadores betadrenérgicos.

BDZ : Benzodiazepina.

Be : Símbolo químico del berilio.

BEG : Buen estado general.

BET : Bifásica exponencial truncada.

BFP : Barrera fetoplacentaria.

BGN : Bacilos gramnegativos.

BH : Balance hídrico.

BHE : Barrera hematoencefálica.

BHP : Biopsia hepática percutánea.

BI : Bilirrubina indirecta / biopsia intestinal.

Bi : Símbolo químico del bismuto.

BIA : Balón intraaórtico.

BIAC : Balón intraaórtico de contrapulsación.

BIC : Bomba de infusión continua.

BICI : Bomba de infusión continua de insulina.

BIPAP : *Bilevel Positive Airway Pressure*, es decir, ventilación en presión positiva de dos niveles / *Biphasic Positive Airway Pressure*, es decir, ventilación en presión positiva bifásica.

BIRD : Bloqueo incompleto de rama derecha.

DIRI : Bloqueo incompleto de rama izquierda.

BJ : Proteína de *Bence Jones*.

BK : Bacilo de *Koch*.

BLL : *Blood Lead Level*, es decir, nivel de plomo (Pb) en sangre.

Diccionario de Abreviaciones de Enfermería

BLM : Síndrome de *Bloom*.

BLS : *Basic Life Support*, es decir, soporte vital básico.

BMN : Bocio multinodular tóxico / biopsias múltiples normalizadas.

BMO : Biopsia de médula ósea.

BNC : Bilirrubina no conjugada.

BNCO : Bronconeumopatía crónica obstructiva.

BNE : Broncoespasmo.

BNT : Bocio nodular tóxico.

BONO : Bronquiolitis obliterante con neumonía organizada.

BOTE : Buena orientación temporo-espacial.

BP : Bajo peso / biopsia.

BPAEG : Bajo peso pero adecuado a su edad gestacional.

BPAF : *Bypass* aortofemoral.

BPD : Bronquio principal derecho.

BPNAEG : Bajo peso no adecuado a su edad gestacional.

BPSO : *Best Practice Spotlight Organization*, es decir, organización de foco en las mejores pácticas (Canadá).

BQ : Bioquímica.

BR : Bajo riesgo / bilirrubina / biopsia renal.

Br : Símbolo químico del bromo.

BRD : Bloqueo de rama derecha.

BRI : Bloqueo de rama izquierda.

BRN : Bronconeumonía.

BRT : Bilirrubina total.

BS : Bocio simple / bradicardia sinusal.

BSA : *Body Surface Area*, es decir, área de superficie corporal.

BSL : *Biological Safety Levels*, es decir, niveles de bioseguridad.

BT : Bilirrubina total / bitemporal.

BTB : Biopsia transbronquial.

BUN : *Blood Urea Nitrogen*, es decir, nitrógeno uréico en sangre.

BVB : Buena ventilación de bases pulmonares.

BVG : Buena ventilación global pulmonar.

Bx : Biopsia.

ByD : Blando y depresible.

C

C : Ácido ascórbico / canino / cirugía / cisteína / citosina / consulta / símbolo químico del carbono / vitamina C.

c. : Con.

c.c. : (Del lat. *cum cibis*). Con alimento.

c.m. : (Del lat. *cras mane*). Mañana por la mañana.

c.n. : (Del lat. *cras nocte*). Mañana por la noche.

c.s. : Cantidad suficiente.

c/ : Notación que significa 'cada', como por ejemplo, c/8h que indica 'cada 8 horas'.

C/ : Conducta.

C/T : Índice cardiotorácico.

C-C : Cabeza y cuello.

C-HDL : Colesterol de alta densidad.

C-LDL : Colesterol de baja densidad.

C1 : 1ª vértebra cervical, atlas.

C2 : 2ª vértebra cervical, axis.

C3 : 3ª vértebra cervical, rixi / complemento C3.

C4 : 4ª vértebra cervical / *Combat Casualty Care Course*, es decir, curso de cuidado de heridos en combate / complemento C4.

C5 : 5ª vértebra cervical.

C6 : 6ª vértebra cervical.

C7 : 7ª vértebra cervical.

CA : Cámara anterior / *Cancer Antigen*, es decir, marcador tumoral / carcinoma / cetoacidosis / colon ascendente.

Ca : Cáncer / carcinoma / símbolo químico del calcio.

Ca++ : Calcio iónico.

Ca DHP : Calcio antagonistas dihidropiridínicos.

CAA : Colitis asociada a antibióticos / conjuntivitis alérgica aguda.

CAB : Circulación – Vía aérea – Buena respiración.

CACU : Cáncer de cérvix uterino.

CAD : Cetoacidosis diabética.

CAE : Comité asistencial de ética / conducto auditivo externo / Consultorio Adosado de Especialidades (Chile).

CAEC : Cobertura adicional para enfermedades catastróficas (Chile).

CAEO : Conejo Alado En Operaciones (Argentina).

CAEP : Carcinoma epidermoide.

CAF : Ciclofosfamida, adriamicina y fluorouracilo, quimioterapia.

Caf : Cloramfenicol.

CAI : Calcio iónico / conducto auditivo interno / crecimiento auricular izquierdo.

CAL : Cirugía antirreflujo laparoscópica / colecistitis aguda litiásica.

Cal : Caloría.

CAM : Calcificación del anillo mitral / concentración alveolar mínima.

Cap. : Cápsula.

CAP : Cavidad abdóminopelviana / centro ambulatorio pediátrico / conducto arterioso persistente / coordinación atención abierta.

CAPD : *Continuous Ambulatory Peritoneal Dialysis*, es decir, diálisis peritoneal ambulatoria continua.

CAPREDENA : Caja de Previsión de la Defensa Nacional (Chile).

CAR : Carcinoma / cirugía artroscópica de rodilla / servicio de cardiología.

Carbo. : Carboplatino.

Carc. : Carcinoma.

Cardio. : Cardiología.

Cardiopatía HTA : Cardiopatía hipertensiva.

CASEN : Encuesta de caracterización socioeconómica nacional (Chile).

CASEVAC : *Casualty Evacuation*, es decir, evacuación de heridos.

CASP : Calidad de la Atención y Seguridad del Paciente.

CAT : Cirugía artroscópica de tobillo.

CATB : Cesárea antes del trabajo de parto.

CAV : Canal auriculoventricular / comunicación arteriovenosa.

CBF : Control de bienestar fetal.

CBM : Concentración bactericida mínima.

CBP : Cirrosis biliar primaria.

Diccionario de Abreviaciones de Enfermería

cc : Cabeza y cuello / centímetro cúbico.

CC : Cabeza y cuello, en la exploración física / cáncer de colon / centímetro cúbico.

CCLB12 : Capacidad de captación libre de vitamina B12.

CCEE : Consultas externas.

CCM : Centro de cuidados mínimos.

CCO : Consciente, colaborador y orientado.

CCSC : *Canadian Cardiovascular Society Classification*, es decir, clasificación de la Sociedad Cardiovascular de Canadá.

CCV : Servicio de cirugía cardiovascular.

cd : Cuenta dedos.

Cd : Símbolo químico del cadmio.

CD : *Cluster of Differentiation*, es decir, grupos o racimos de diferenciación / coito dirigido / colon descendente / arteria coronaria derecha.

CD4 : Linfocitos T CD4+.

CDC : *Center for Disease Control and Prevention*, es decir, Centro para el Control y Prevención de Enfermedades (EE.UU.).

CDI : Carcinoma ductal infiltrante.

CDI(A) : Cardiodesfibrilador implantable (automático).

CdLS : Síndrome de *Cornelia de Lange*.

CDP : Clorodiazepóxido / clordiazepóxido.

CDT : Centro de Diagnóstico Terapéutico (Chile).

CDU : *Chest Drainage Unit*, es decir, unidad de drenaje torácico.

Ce : Símbolo químico del cerio.

CE : Cardioversión eléctrica / carótida externa / centro de especialidades / circulación extracorpórea / cistografía estática / consulta externa / cuerpo extraño.

CEA : *Carcinoembryonic Antigen*, es decir, antígeno carcinoembrionario / comisión de ética asistencial / comité de ética asistencial.

CEC : Circulación extracorpórea.

CECOF : Centro Comunitario de Salud Familiar (Chile).

Cef. : Cefálica.

CEG : Compromiso del estado general.

CeNDIE : Centro Nacional de Diagnóstico e Investigación de Endemoepidemias (Argentina).

CENIMEF : Centro Nacional de Información de Medicamentos y Farmacología (Chile).

CENS : Cirugía endoscópica nasosinusal.

CEP : Colegio de Enfermeros del Perú (Perú).

CEPREDENAC : Centro de Coordinación para la Prevención de los Desastres Naturales en América Central.

CER : Colangiografía endoscópica retrógrada.

CESACO : Central de Sanidad en Combate (Argentina).

CESFAM : Centro de salud familiar (Chile).

CEX : Consulta externa.

CF : Capacidad funcional.

CFA : Células formadoras de anticuerpos.

CFC : Capacidad formadora de colonias.

CFR : Capacidad funcional residual.

CG : Carcinoma gástrico.

Cg : Centigramo.

CGD : Cirugía general y digestiva.

CGE : Cuidado general de enfermería.

Cgia : Cirugía.

CGN : Cocos gramnegativos.

CGP : Cocos grampositivos.

CGR : Consultorio General Rural (Chile).

CGU : Consultorio General Urbano (Chile).

cGy : Centigray.

CH : Carcinoma hepático / cirrosis hepática / concentrado de hematíes / crisis hipertensiva.

CHC : Carcinoma hepatocelular.

cHDL : Colesterol de alta densidad.

CHOP : Ciclofosfamida, hidroxidaunomicina, oncovín® y prednisona.

CHU : *Centre hospitalier universitaire, es decir, hospital universitario.*

CI : Capacidad inspiratoria / carótida izquierda / cardiopatía isquémica / claudicación intermitente / coeficiente intelectual / *coitus interruptus* / colon irritable / consentimiento informado /

coronaria izquierda / cuerpo de inclusión / cuidados intensivos.

CIA : Comunicación interauricular.

CIA OP : Comunicación interauricular tipo *ostium primun*.

CIA OS : Comunicación interauricular tipo *ostium secundum*.

CIAP-2 : Clasificación Internacional de Atención Primaria, edición segunda.

CICR : Comité Internacional de la Cruz Roja.

CID : Coagulación intravascular diseminada / carcinoma intraductal / carótida interna derecha / cuadrante inferior derecho.

CIE : Colestasia intrahepática del embarazo / contrainmunoelectroforesis / cuadrante inferior externo / cuadrantectomía inferoexterna.

CIE-10 : Clasificación Internacional y Estadística de Enfermedades y Problemas Relacionados con la Salud, décima edición.

CIE-O : Clasificación Internacional de Enfermedades para Oncología.

CIEMD : Cuadrante inferior externo de mama derecha.

CIEMI : Cuadrante inferior externo de mama izquierda.

CII : Carótida interna izquierda / cuadrante inferior interno / cuadrantectomía inferointerna.

CIIMD : Cuadrante inferior interno de mama derecha.

CIIMI : Cuadrante inferior interno de mama izquierda.

CIM : Concentración inhibitoria mínima.

CIM 90 : Concentración inhibitoria mínima frente al 90% de las cepas.

CIMM : Centro Interfuerzas Médico Malvinas (Argentina).

CIN : *Cervix Intraepitelial Neoplasia*, es decir, neoplasia intraepitelial de cuello uterino.

CIN I : *Cervix Intraepitelial Neoplasia I*, es decir, neoplasia intraepitelial de cuello uterino tipo 1.

CIN II : *Cervix Intraepitelial Neoplasia II*, es decir, neoplasia intraepitelial de cuello uterino tipo 2.

CIN III : *Cervix Intraepitelial Neoplasia III*, es decir, neoplasia intraepitelial de cuello uterino tipo 3.

Diccionario de Abreviaciones de Enfermería

CINAHL : *Cumulative Index of Nursing and Allied Health Literature*, es decir, índice acumulativo de enfermería y literatura de salud afín.

CIO : Colangiografía intraoperatoria.

CIOMS : Consejo de organizaciones internacionales de las ciencias médicas.

CIP : Ciprofloxacino / código de identificación personal / cuidados intensivos pediátricos.

CIR : Crecimiento intrauterino retardado.

CIRC : *Centre international de recherche sur le cancer*, es decir, Agencia Internacional para la Investigación del Cáncer.

CIS : Carcinoma *in situ* / cisplatino.

Citol. : Citología.

CITUC : Centro de Información Toxicológica Universidad Católica (Chile).

CIUR : Crecimiento fetal intrauterino retardado.

CIV : Comunicación interventricular.

CJ : *Creutzfeldt-Jakob*.

CJD : *Creutzfeldt-Jakob Disease*, es decir, enfermedad de *Creutzfeldt-Jakob*.

CJS : *Creutzfeldt-Jakob Syndrom*, es decir, síndrome de *Creutzfeldt-Jakob*.

CK : Creatinfosfoquinasa.

CKD : *Chronic Kidney Disease*, es decir, enfermedad renal crónica.

CKDOPPS : *Chronic Kidney Disease Outcomes and Practice Patterns Study*, es decir, estudio de los patrones de práctica y resultados de enfermedad renal crónica.

CKMB : Fracción de creatinfosfoquinasa.

CL : Cirugía laparoscópica / *clearance*, es decir, aclaramiento / colecistectomía laparoscópica / cuerpo lúteo.

Cl : Símbolo químico del cloro.

Cl. : *Clearance*, es decir, aclaramiento.

CLAR : Consejo Latinoamericano de Resucitación.

CLF : Cloramfenicol.

CLOTE : Consciente, lúcido, orientado en tiempo y espacio.

CM : Cambios mínimos / cáncer de mama / carcinoma metastásico.

Diccionario de Abreviaciones de Enfermería

cm : Centímetro.

cm² : Centímetro cuadrado.

cm³ : Centímetro cúbico.

CMA : Cirugía mayor ambulatoria.

CMBD : Conjunto mínimo básico de datos.

CMBDH : Conjunto mínimo básico de datos de hospitalización.

CMC : Centro médico coordinador.

CME : Concentración mínima eficaz.

CMF : Cirugía maxilofacial.

CMP : Movilización continua pasiva.

CMV : Citomegalovirus.

CN : Clínicamente normal / cólico nefrítico.

CND : Cólico nefrítico derecho.

CNI : Cólico nefrítico izquierdo.

CNIO : Centro Nacional de Investigaciones Oncológicas (España, UE).

CNR : Comité Nacional de Resucitación (Colombia) / Consejo Nacional de Reanimación (Uruguay) / Consejo Nacional de Resucitación (Argentina).

CNS : Caja Nacional de Salud (Bolivia).

Co : Símbolo químico del cobalto.

Co. : (Del lat. *compsitum*). Compuesto.

co. y ce. : Comida y cena.

CO : Cáncer de ovario / símbolo químico del monóxido de carbono / consciente y orientado.

CO₂ : Símbolo químico del dióxido de carbono.

CoA : Coenzima A.

COANIQUEM : Corporación de Ayuda al Niño Quemado (Chile).

COBC : Consciente, orientado y buena coloración.

COC : Consciente, orientado y colaborador.

Coch. : (Del lat. *cochleare*). Cuchara.

Coch. Mag. : (Del lat. *cochleare magnum*). Cucharada grande de 15 ml.

Coch. Med. : (Del lat. *cochleare medium*). Cucharada mediana de aproximadamente 8 ml.

Cochleat. : A cucharadas.

COD : Cáncer de origen desconocido.

CODEM : Colegio Oficial de Diplomados en Enfermería de Madrid (España, UE).

COINSIDA : Cooperación, Información y Ayuda al Enfermo de SIDA (Argentina).

Col. : Colirio.

Comp. : Comprimido.

COMPIN : Comisión de Medicina Preventiva e Invalidez (Chile).

COMRA : Confederación Médica de la República Argentina (Argentina).

CONACEM : Corporación Nacional Autónoma de Certificación de Especialidades Médicas (Chile).

CONAPRAN : Consejo Nacional de Protección a la Ancianidad (Chile).

CONFECLISA : Confederación de Clínicas, Sanatorios y Hospitales Privados (Argentina).

CONFUSAM : Confederación Nacional de Funcionarios de Salud Municipalizada (Chile).

COPD : *Chronic Obstructive Pulmonary Disease*, es decir, enfermedad crónica de obstrucción pulmonar.

COSAM : Centro Comunitario de Salud Mental Familiar (Chile).

COT : Cirugía ortopédica y traumatología.

CP : Cáncer de próstata / cáncer de pulmón / cáncer pancreático / cardiopulmonar / cociente de probabilidades / concentrado de plaquetas / cuidados paliativos.

CPAP : *Continuous Positive Airway Pressure*, es decir, presión positiva continua en la vía aérea.

CPC : *Cor pulmonale* crónico / corazón pulmonar crónico.

CPCP : Carcinoma pulmonar de células pequeñas.

CPDD : Cisplatino diaminodicloruro.

CPE : Colangiopancreatografía endoscópica.

CPH : Células progenitoras hematopoyéticas.

CPIA : Contrapulsación intraaórtica.

CPK : Creatina quinasa.

CPK-MB : *Creatine Phosfhokinase MB Fraction*, es decir, creatinfosfocinasa fracción MB.

Diccionario de Abreviaciones de Enfermería

CPKMB : *Creatine Phosfhokinase MB Fraction*, es decir, creatinfosfocinasa fracción MB.

CPL : Cirugía plástica.

cpm : Ciclos por minuto.

CPN : Cardiopulmonar normal.

CPO : Control postoperatorio.

CPPL : Cefalea postpunción lumbar.

CPPV : *Continuous Positive Pressure Ventilation*, es decir, ventilación con presión positiva continua.

CPR : *Cardiopulmonary Resuscitation*, es decir, resucitación cardiopulmonar / Consejo Peruano de Reanimación (Perú).

CPRE : Colangiopancreatografía retrógrada endoscópica.

CPRM : Colangiopancreatografía por resonancia magnética.

CPS : Caja Petrolera de Salud (Bolivia).

cps : Ciclos por segundo.

CPT : Cáncer papilar de tiroides / capacidad pulmonar total / control postransfusional.

CPV : Complejos prematuros ventriculares.

Cpz : Clorpromazina.

CR : Cociente respiratorio / coeficiente respiratorio.

Cr : Símbolo químico del cromo.

CRA : Consumo de Referencia Alimenticio.

CRD : Cólico renal derecho.

CRE : Colangiografía retrógrada endoscópica / Cruz Roja Española (España, UE).

CRF : Capacidad residual funcional.

CRI : Capacidad de reserva inspiratoria / cólico renal izquierdo.

CrCl : *Creatinine Clearance*, es decir, aclaramiento de creatinina.

CRID : Centro Regional de Información sobre Desastres.

CRM : Cirugía de revascularización miocárdica.

CRM sin CEC : Cirugía de revascularización miocárdica sin circulación extracorpórea.

CRS : Centro de referencia de Salud (Chile) / cirugía de reasignación sexual / complejo relacionado con el SIDA.

CRUE : Centros de Regulación de Urgencias y Emergencias (Colombia).

CRVM : Cirugía de revascularización miocárdica.

CS : Centro de salud / craneosinostosis.

Cs : Símbolo químico del cesio.

CSA : *Clinical Skills Assessment*, es decir, evaluación de habilidades clínicas.

CSBP : Caja de Salud de la Banca Privada (Bolivia).

CSC : Conteo sanguíneo completo.

Csc : Con su corrección.

CSE : Cuadrante superior externo / cuadrantectomía superoexterna.

CSEMD : Cuadrante superior externo de la mama derecha.

CSEMI : Cuadrante superior externo de la mama izquierda.

CSH : *Combat Support Hospital*, pronunciado *cash*, es decir, Hospital de Apoyo en Combate (EE.UU.).

CSI : Cuadrante superior interno / cuadrantectomía superointerna.

CSIMD : Cuadrante superior interno de la mama derecha.

CSIMI : Cuadrante superior interno de la mama izquierda.

CSM : Centro de salud mental.

CSP : Cantidad suficiente para.

CST : Cesárea segmentaria transversa.

CSV : Control de signos vitales.

CT : Colesterol total.

Cta. : Consulta.

cta. : Cucharadita.

ctes. : Constantes.

CTO : Cirugía torácica.

CTPH : Colangiografía transparietohepática.

CU : Cordón umbilical.

Cu : Símbolo químico del cobre.

CU=2A+1V : Cordón umbilical que presenta dos arterias y una vena.

CU:AVA : Cordón umbilical: arteria, vena y arteria.

CUP : Catéter urinario a permanencia.

Diccionario de Abreviaciones de Enfermería

CV : Calidad de vida / campos visuales / capacidad vital / cardiovascular / cardioversión / carga viral / cuerdas vocales / cúpula vaginal / *curriculum vitae.*

CVA : Cirugía vascular.

CVC : Catéter venoso central.

CVD : Cuerda vocal derecha.

CVE : Cardioversión eléctrica.

CVI : Crecimiento ventricular izquierdo / cuerda vocal izquierda.

CVI-Q : Índice cuantitativo velocidad-color.

CVRS : Calidad de vida relacionada con salud.

CX : Arteria coronaria circunfleja / cerviz / cirugía / cuello uterino.

CyA : Cultivo y antibiograma.

CyC : Cabeza y cuello.

CyO : Consciente y orientado.

CYR : Captación de yodo (I) radiactivo.

Cys : Cisteína.

Cz. : Cicatriz.

Ch

ChCC : Chile Crece Contigo (Chile).

CHON : Carbono (C), hidrógeno (H), oxígeno (O) y nitrógeno (N), los cuatro elementos que componen la mayor parte de toda la materia orgánica.

D

D : Derecho / desayuno / dextrógiro / diagnóstico / diálisis / dioptría / diuresis / dosis / vitamina D.

d.s.a. : Disuélvase según arte.

D1 : 1ª vértebra dorsal o vértebra torácica (T1).

D2 : 2ª vértebra dorsal o vértebra torácica (T2) / ergocalciferol / vitamina D2.

D3 : 3ª vértebra dorsal o vértebra torácica (T3) / colecalciferol / vitamina D3.

d4T : Estavudina.

D4 : 4ª vértebra dorsal o vértebra torácica (T4).

D5 : 5ª vértebra dorsal o vértebra torácica (T5).

D6 : 6ª vértebra dorsal o vértebra torácica (T6).

D7 : 7ª vértebra dorsal o vértebra torácica (T7).

D8 : 8ª vértebra dorsal o vértebra torácica (T8).

D9 : 9ª vértebra dorsal o vértebra torácica (T9).

D10 : 10ª vértebra dorsal o vértebra torácica (T10).

D11 : 11ª vértebra dorsal o vértebra torácica (T11).

D12 : 12ª vértebra dorsal o vértebra torácica (T12).

DI : 1era derivación del electrocardiograma.

DII : 2da derivación del electrocardiograma.

DIII : 3era derivación del electrocardiograma.

D y Ce. : Desayuno y cena.

D, Co y Ce. : Desayuno, comida y cena.

DA : Arteria coronaria descendente anterior / dermatitis atópica / disreflexia autonómica / doble anexectomía / *ductus* arterioso.

DAA : Departamento de atención ambulatoria / diarrea asociada a antibióticos / doble arco aórtico.

DAB : Dolor abdominal.

DAE : Desfibrilador (cardíaco) automático externo.

DAI : Desfibrilador (cardíaco) automático implantable.

DAO : Disección aórtica.

DAP : Diámetro anteroposterior / *ductus* arterioso persistente.

DAR : Dolor abdominal recurrente.

DAU : Dato de atención de urgencia.

DAV : Dispositivo de acceso vascular / dispositivo de asistencia ventricular.

dB : Decibelio.

DBM : Dobutamina.

DBP : Diámetro biparietal.

DBT : Diabetes / dobutamina.

DC : Después de las comidas / débito cardíaco / diagnóstico clínico / diarrea crónica / displasia cervical / donante cadáver.

D-C-C : Desayuno, comida y cena.

DCH : Derecha / derecho.

DCHA : Derecha.

DCHO : Derecho.

DCI : Denominación común internacional.

DCM : Deterioro cognitivo mínimo.

DCP : Daño cerebral primario.

DCR : Dacriocistorrinostomía.

DD : *Differential Diagnosis*, es decir, diagnóstico diferencial.

D/Dx : *Differential Diagnosis*, es decir, diagnóstico diferencial.

ddC : Zalcitabina.

DDD : Dosis diaria definida / *Double Double Double*, es decir, marcapasos de doble «sensado», doble estímulo y doble respuesta.

DdE : Diagnóstico de enfermería.

DDI : Diabetes dependiente de insulina / marcapasos con estimulación auricular y ventricular secuencial.

ddl : Didanosina.

DDP : Dosis diaria promedio.

DDx : *Differential Diagnosis*, es decir, diagnóstico diferencial.

DE : Desviación estándar / disfunción eréctil.

DEA : Demencia en la enfermedad de *Alzheimer* / desfibrilador externo automático.

DEM : Disociación electromecánica.

Denst. : Densitometría.

DESA : Desfibrilador externo semiautomático.

DG : Diabetes gestacional.

Diccionario de Abreviaciones de Enfermería

DH : Medicamento de diagnóstico hospitalario.

DHA : Ácido docosahexaenoico.

DHC : Daño hepático crónico.

DHSC : Medicamento de diagnóstico hospitalario sin cupón.

DHT : Dihidrotestosterona.

DI : Diabetes insípida / dosis inhibitoria mínima.

DIA : Diabetes de inicio en adultos / diarrea infecciosa aguda.

DID : Diabetes insulinodependiente.

Dieb. Tert. **:** (Del lat. *diebus terttis*). Cada tres días, un día sí y dos no.

DIG : Servicio de digestivo.

DIH : Derecho Internacional Humanitario.

Dil. **:** (Del lat. *dilue*). Diluido.

DINRED : División de Inversiones y Desarrollo de la Red Asistencial (Chile).

DIT **:** *Diiodotyrosine*, es decir, diyodotirosina.

DIU : Dispositivo intrauterino.

DL : Decúbito lateral / dislipemia / dosis letal.

DI : Decilitro.

DLAO : Doble lesión aórtica (i.e. estenosis e insuficiencia).

DLD : Decúbito lateral derecho.

DLI : Decúbito lateral izquierdo.

DLM : Dentro de los límites normales / doble lesión mitral.

DLP : Dislipemia.

DM : Densitometría / dermatomiositis / diabetes mellitus / duramadre.

DM1 : Diabetes mellitus tipo I.

DM2 : Diabetes mellitus tipo II.

DMD : Distrofia muscular de *Duchenne*.

DMG : Diabetes mellitus gestacional.

DMID : Diabetes mellitus insulinodependiente.

DMIR : Diabetes mellitus insulino requiriente.

DMNID : Diabetes mellitus no insulinodependiente.

DMNIR : Diabetes mellitus no insulino requiriente.

DMO : Densitometría ósea.

Diccionario de Abreviaciones de Enfermería

DNA : [ADN] *Deoxyribonucleic Acid*, es decir, ácido desoxirribonucleico.

DnE : Donante no emparentado.

DNID : Diabetes no insulinodependiente.

DNN : Depresión neonatal.

DOPPS : *Dialysis Outcomes and Practice Patterns Study*, es decir, estudio de los patrones de práctica y resultados de diálisis.

DOQI : *Dialysis Outcomes Quality Initiative*, es decir, resultados de la iniciativa de calidad de diálisis, de la *National Kidney Foundation* (EE.UU.).

DP : Arteria coronaria descendente posterior / decúbito prono / derrame pericárdico / diagnóstico principal / diálisis peritoneal.

Dp/ : Dispénsese.

DPAC : Diálisis peritoneal ambulatoria continua.

DPCA : Diálisis peritoneal continua ambulatoria.

DPM : Desarrollo psicomotor.

DPN : Diagnóstico prenatal / diálisis peritoneal nocturna / disnea paroxística nocturna.

DPP : Desprendimiento precoz de placenta. / desprendimiento prematuro de placenta.

DPPI : Derivación portosistémica percutánea intrahepática.

DPPNI : Desprendimiento precoz de la placenta normalmente inserta.

DPS : Dispénsese.

DPT : *Diphtheria, Pertussis and Tetanus*, es decir, vacuna triple para; difteria, tos ferina y tétanos.

DPx : Diagnóstico principal.

DR : Desprendimiento de retina / distrés respiratorio.

Dr. : Doctor.

DRA : Diarrea relacionada con antibióticos / distrés respiratorio agudo.

Dra. : Doctora.

DRV : Darunavir.

DS : Decúbito supino / demencia senil / desviación estándar / diagnóstico secundario.

DSM : Desarrollo psicomental / *Diagnostic and Statistical Manual of Mental Disorders*, es decir, el Manual de Diagnóstico y Estadística de los Desórdenes Mentales.

Diccionario de Abreviaciones de Enfermería

DSS : Determinantes sociales de salud.

DSTA : Demencia senil de tipo Alzheimer.

DT : *Delirium trémens* / diámetro torácico / discinesia tardía / dolor torácico.

DTA : Demencia tipo *Alzheimer* / dolor torácico agudo.

dTGV : Dextrotrasposición de los grandes vasos.

DTN : Defecto del tubo neural / desviación del tabique nasal.

DTP : *Diphtheria, Tetanus and Pertussis*, es decir, vacuna triple para; difteria, tétanos y tos ferina.

DU : Dilución ultrasónica / dispositivo uterino.

DUE : Diplomado universitario en enfermería (España, UE).

DV : Demencia vascular.

DVA : Deficiencia de vitamina A / documento de voluntades anticipadas.

Dx : Diagnóstico.

DXM : Dexametasona.

Dy : Símbolo químico del disprosio.

DyL : Dilatación y legrado.

Dzp : Diazepam.

E

E : Eosinófilo / eritrocito / esófago / especificidad / esterilización / vitamina E (i.e. tocoferol).

e⁻ : Electrón.

E. Coli : *Escherichia coli.*

e.m.p. : (Del lat. *ex modo praescripto*). Según lo prescrito.

EA : Enfermedad actual / enfermedad de *Alzheimer* / espondilitis anquilosante / estenosis aórtica.

EAA : Espectrometría de absorción atómica.

EAB : Equilibrio acidobásico.

EAC : Endarterectomía carotídea / enfermedad arterial coronaria.

EACA : Enfermedades asociadas al consumo de alcohol / *Epsilon-Aminocaproic Acid*, es decir, ácido epsilonaminocaproico.

EAD : Enfermedad articular degenerativa / enfermedad autosómica dominante.

EAHF : *Eczema, Asthma, Hay Fever*, es decir, complejo de eccema, asma y fiebre del heno.

EAME : Envío de auxilio médico de emergencia.

EAO : Estenosis aórtica.

EAP : Edema agudo de pulmón / ecografía abdominopélvica / equipo de atención primaria / enfermedad ácido péptica.

EAR : Enfermedad autosómica recesiva.

EB : Endocarditis bacteriana / enema de bario / epitelioma basocelular / *Epstein-Barr* / espina bífida / exceso de bases.

EBA : Equipos de base asociativa / exploración bajo anestesia.

EBE : Enfermería basada en la evidencia.

EBOC : Enfermedad broncopulmonar obstructiva crónica / enfermedad bronquial obstructiva crónica.

EBSA : Endocarditis bacteriana subaguda.

EBV : *Epstein-Barr* virus.

EC : Edad cronológica / eliptocitosis congénita / enfermedad celíaca / enfermedad común / enfermedad coronaria / enfermedad de *Crohn* / *enteric*

Diccionario de Abreviaciones de Enfermería

coating, es decir, cápsulas entéricas / envase clínico / *Escherichia coli* / exploración complementaria.

ECA : Edema cerebral de altitud / enzima conversora de la angiotensina.

ECC : *Extracorporeal Circulation*, es decir, circulación extracorpórea.

ECFMG : *Educational Commission for Foreign Medical Graduates*, es decir, Comisión Educativa para Médicos Graduados Extranjeros (EE.UU.).

ECG : Electrocardiograma.

ECGA : Edema cerebral de gran altitud.

ECJ : Enfermedad de *Creutzfeldt-Jakob*.

ECM : Enfermedad con cambios mínimos / esternocleidomastoideo / medicamento de especial control médico.

ECMO : *Extracorporeal Membrane Oxigenation*, es decir, oxigenación por membrana extracorpórea.

ECN : Enterocolitis necrotizante / estafilococo coagulasa negativo.

ECNTA : Enfermedades crónicas no transmisibles del adulto.

ECO : Ecografía.

Eco : Ecografía.

Eco-*Doppler* : Ecografía *Doppler* color.

Eco TR : Ecografía transrectal.

Eco TT : Ecografía transtorácica.

ECOE : Examen clínico objetivo estandarizado.

ECP : Embarazo cronológicamente prolongado / enfermedad crónica del pulmón.

ECSI : *Emergency Care and Safety Institute*, es decir, Instituto de Cuidados y Seguridad en Emergencia (EE.UU.).

ECU : Extensor cubital del carpo.

ECV : Enfermedad cardiovascular / enfermedad cerebrovascular.

ECVA : Enfermedad cardiovascular aterosclerótica / enfermedad cerebrovascular aterosclerótica.

ECHO : *Enteric Cytopathogenic Human Orphan Viruses*, es decir, virus huérfanos humanos entéricos citopatogénicos.

EDA : Enfermedad diarreica aguda.

EDDP : Escala de evaluación del desarrollo psicomotor.

EDO : Enfermedad de declaración obligatoria.

EDP : Estudio de paciente.

EDTA : *Edetic Acid*, es decir, ácido edético / *Ethylene Diamine Tetra-Acetic*, es decir, ácido etilendiaminotetracético.

EE : Embarazo ectópico / error estándar / esfinterotomía endoscópica / extracción extracapsular / extremidades.

EEB : Encefalopatía espongiforme bovina.

EEC : Extracción extracapsular de cristalino / extracción extracapsular de catarata.

EECC : Exploración complementaria / extracción extracapsular de cataratas.

EED : Estudio radiológico de esófago, estómago y duodeno / ecocardiograma de estrés con dobutamina / esófago-estómago-duodeno.

EEDBT : Ecocardiograma de estrés con dobutamina.

EEDD : Extremidades derechas.

EEF : Estudio electrofisiológico.

EEG : Electroencefalograma / electroencefalografía.

EEII : Extremidades inferiores / extremidades izquierdas.

EEM : Error estándar de la media.

EES : Encefalopatía espongiforme subaguda (i.e. enfermedad de *Creutzfeldt-Jakob*).

EESS : Extremidades superiores.

EF : Edad fetal / electroforesis / espiración forzada / espirometría forzada / estenosis foramidal / examen físico / exploración física / exploración funcional.

EFAM : Examen funcional del adulto mayor.

EFG : Equivalente farmacéutico genérico.

EFP : Electroforesis de proteínas / medicamento publicitario.

EFR : Exploración funcional respiratoria.

EFV : Efavirenz.

EG : Edad gestacional / escala de *Glasgow* / estado general.

EGB : Estreptococo del grupo B.

EGD : Esofagogastroduodenoscopia / estudio radiológico gastroduodenal.

Diccionario de Abreviaciones de Enfermería

EH : Encefalopatía hepática / enfermedad de *Hirschsprung* / enfermedad de *Hodgkin*.

EI : Endocarditis infecciosa / enfermería informática / espacio intercostal.

EIA : Enzimoinmunoanálsis.

EIAS : Espina ilíaca anterosuperior.

EIC : Ecografía intracoronaria / espacio intercostal / extensión tumoral intracraneal.

EIF : *Emergency Information Form*, es decir, formulario de información de emergencia.

EII : Enfermedad inflamatoria intestinal / espacio intercostal izquierdo / extremidad inferior izquierda.

EIP : Enfermedad inflamatoria pélvica / enfermedad intersticial pulmonar / extensor propio del índice.

EIR : Enfermero interno residente (España, UE).

EKG : *Elektrokardiogramm*, es decir, electrocardiograma.

ELA : Esclerosis lateral amiotrófica.

ELAF : Esclerosis lateral amiotrófica familiar.

ELISA : *Enzyme-Linked Immunosorbent Assay*, es decir, análisis de inmunoabsorción ligada a las enzimas.

ELMG : Electromiograma.

ELP : Electrolitos plasmáticos.

ELU : Electrolitos urinarios.

ELX : Enfermedad ligada al cromosoma X.

EM : Electromiograma / encefalomielitis miálgica / enfermero matrón / eritema multiforme / esclerosis múltiple / estancia media / estenosis mitral.

EMA : *European Medicines Agency*, es decir, Agencia Europea de Medicamentos (UE).

EMG : Electromiografía.

EMH : Enfermedad de la membrana hialina.

EMO : Extracción de material de osteosíntesis.

EMP : Examen de medicina preventiva / extracción manual de la placenta.

EMPA : Examen de medicina preventiva del adulto.

EMPAM : Examen de medicina preventiva del adulto mayor (Chile).

EMS : Etilmetanosulfonato.

EN : Endovenoso / eritema nodoso / esclerosis nodular / exploración neurológica.

ENA : Extractable Nuclear Antigen, es decir, antígeno nuclear extraíble.

ENAE : Examen Nacional de Enfermería (Perú).

END : Endocrinología.

Enf. : Enfermedad / enfermo.

ENG : Electroneurografía / electronistagmografía.

ENM : Enfermedad de neurona motora.

EO : Edad ósea.

Eo : Eosinófilo.

EOG : Electrooculograma.

EOP : Enema opaco / enfermedad ovárica poliquística.

EP : Embolia pulmonar / enfermedad profesional / estenosis pulmonar.

EPA : Edema pulmonar agudo / edema pulmonar de altitud.

EPAP : Expiratory Positive Airway Pressure, es decir, ventilación en presión positiva espiratoria.

EPCO : Enfermedad pulmonar crónica obstructiva.

EPGA : Edema pulmonar de gran altitud.

EPH : Estudio de preinversión hospitalaria.

EPI : Enfermedad pélvica inflamatoria / enfermedad pulmonar intersticial / enfermedades propias de la infancia / epilepsia / episiotomía.

Epi. : Epidural, referido a la anestesia.

EPL : Extensor largo del pulgar.

EPP : Equipo de protección personal.

EPO : Eritropoyetina / enfermedad poliquística del ovario / enfermedad pulmonar obstructiva.

EPOC : Enfermedad pulmonar obstructiva crónica.

EPOS : European Pediatric Orthopedic Society, es decir, Sociedad de Ortopedia Pediátrica Europea (UE).

EPQA : Enfermedad poliquística del adulto.

EPR : Esofagitis por reflujo.

EPS : Electroforesis de proteínas séricas / Electrophysiologic Study, es decir, estudio electrofisiológico.

Diccionario de Abreviaciones de Enfermería

EpS : Educación para la salud.

EPV : Enfermedad de pequeños vasos / estenosis pulmonar valvular.

Er : Símbolo químico del erbio.

ER : *Emergency Room*, es decir, sala de urgencias / estudio radiológico.

ERA : Enfermedad respiratoria del adulto.

ERC : Enfermedad renal crónica.

ERCA : Enfermedad renal crónica avanzada / equipo de reanimación código azúl.

ERCP : *Endoscopic Retrograde Cholangiopancreatography*, es decir, colangiopancreatografía retrógrada endoscópica.

ERGE : Enfermedad por reflujo gastroesofágico.

ERM : Enfermedad residual mínima.

ES : *Electroshock* / enfisema subcutáneo.

ESA : Espacio subacromial / espacio subaracnoideo / extrasístole auricular.

ESAD : Equipo de soporte de atención domiciliaria.

ESF : Estimulación eléctrica funcional.

ESD : Extremidad superior derecha.

ESI : Extremidad superior izquierda.

EsIs : Extremidades inferiores / extremidades izquierdas.

ESP : Esclerosis sistémica progresiva.

Espir. : Espirometría.

ESV : Extrasístole supraventricular / extrasístole ventricular.

ETC : Ecocardiograma transtorácico / endoprótesis con reemplazo total de cadera.

ETE : Ecocardiograma transesofágico / enfermedad tromboembólica.

ETEA : Enfermedad tromboembólica arterial.

ETEV : Enfermedad tromboembólica venosa.

ETS : Enfermedad de transmisión sexual.

ETT : Ecocardiograma transtorácico.

ETV : Enfermedad tromboembólica venosa.

EU : Enfermero universitario.

Eu : Símbolo químico del europio.

EUA : Esfínter urinario artificial.

EURORDIS : *European Organization for Rare Disorders*, es decir, organización europea para las enfermedades raras (UE).

EV : Endovenoso / enterovirus / extrasístoles ventriculares.

EVA : Escala Visual Análoga / Escala Visual Analógica / *Ethylene Vinyl Acetate*, es decir, etilvinilacetato.

EVAM : Evacuación aeromédica.

EVAR : *Endovascular Aneurysm Repair*, es decir, reparación endovascular del aneurisma / *Endovascular Aortic Repair*, es decir, reparación aórtica endovascular.

EVASAN : Evacuación sanitaria.

EVBP : Exploración de vía biliar principal.

Evol. : Evolución.

EVP : Enfermedad vascular periférica / estenosis de la válvula pulmonar.

EVRUPP : Escala de valoración del riesgo de presentar úlceras por presión.

Ex. : Examen / exéresis / exploración.

Exc. : Excipiente.

Exp. : Exploración.

Expec. : Expectoración.

Expl. : Exploración.

Ext. : Externo / extremidad.

Extras. : Extrasístole.

Eyac. : Eyaculación.

F

F : Falso / fallecimiento / familia / fármaco / fecundidad / fenilalanina / fertilidad / fetal / feto / fiabilidad / fibroblasto / flexión / flujo / focal / foco / forma / fórmula / fractura / frecuencia / frío / fuerza / función / fumador / género femenino / símbolo químico del flúor / vitamina F.

f. **:** (Del lat. *fiat*). Hágase.

F.M. : Fórmula Magistral.

F1 : Falange proximal / primera generación filial.

F2 : Falange medial / segunda generación filial.

F3 : Falange distal.

FA : Faringoamigdalitis / fase acelerada / fase arterial / fecha de alta / fenilalanina / fenómeno adverso / feto arlequín / fibroadenoma / fiebre amarilla / flujo aórtico / fluorouracilo y adriamicina / *flutter* auricular / foco aórtico / fontanela anterior / fosfatasa alcalina / fotoaféresis / fracción de acortamiento / fractura abierta / frasco ampolla / frecuencia audible / fumador activo.

FAA : Faringoamigdalitis aguda / fármaco antiarrítmico / formol, ácido acético y alcohol / fracción de acortamiento del área.

FAAU : Flujo ausente en la arteria umbilical.

FAC : Faringoamigdalitis crónica / fármaco anticomicial / fibrilación auricular crónica / fosfatasa ácida / quimioterapia con fluorouracilo, adriamicina y ciclofosfamida / servicio de farmacología clínica.

FAE : Factor activador de los eosinófilos / fármaco antiepiléptico.

FAINE : Fármaco antiinflamatorio no esteroideo.

fam : Familia / familiar.

FANE : Fármaco analgésico no esteroideo / fármaco antiinflamatorio no esteroideo.

FANS : Fármaco analgésico no esteroideo.

FAO : *Food and Agriculture Organization*, es decir, Organización para la Agricultura y Alimentación, de la Naciones Unidas.

Far : Farmacia / farmacéutico.

far : Faringe / faríngeo / farmacia / farmacéutico.

Farm : Farmacia / farmacéutico / farmacología / farmacológico / farmacopea.

farmacol : Farmacología / farmacológico.

FARME : Fármaco antireumático modificador de la enfermedad.

FART : Fosfatasa ácida resistente al tartrato.

FARV : Fármaco antiretrovírico.

FAS : Fundación Argentina de Sordos (Argentina).

FAV : Fístula arteriovenosa.

FAVI : Fístula arteriovenosa autóloga.

FB : *Feedback*, es decir, retroalimentación / fenobarbital / fibrinógeno / fibroblasto / fibrobroncoscopia / fiebre botonosa mediterránea / flujo biliar / fórmula blanca / funciones biológicas.

FBB : Fístula biliobronquial.

FBC : Faciobraquiocrural / fibrobroncoscopia.

FBCD : Faciobraquiocrural derecha.

FBCI : Faciobraquiocrural izquierda.

FBD : Fístula biliodigestiva.

FBDE : Fístula biliodigestiva espontánea.

FBDQ : Fístula biliodigestiva quirúrgica.

FBG : Fibrinógeno.

FBP : Fístula broncopleural.

FBS : Fibrobroncoscopia.

FBT : Fenobarbital.

FBZ : Fenilbutazona.

FC : Factor de conversión / factor de crecimiento / factor de la coagulación / falla cardíaca / farmacocinética / fase crónica / flujo coronario / forma clásica / formación continua / fotocoagulación / fracaso / fracción de crecimiento / fractura conminuta / fractura completa / fragilidad capilar / fragilidad corpuscular / frecuencia cardíaca / frecuencia constante / fuerza centrífuga / fuerza contráctil.

FCA : Falla cardíaca aguda.

FCAR : Fármacos controladores de la artritis reumatoide.

FCB : Flujo coronario basal / frecuencia cardíaca basal.

FCC : Falla cardíaca congestiva / fractura conminuta complicada.

FCF : Fractura cervicofemoral / fractura de cuello de fémur / fractura del cuello femoral / frecuencia cardíaca fetal.

Diccionario de Abreviaciones de Enfermería

FCI : Fatiga crónica idiopática.

FCM : Flujo coronario máximo / flujo coronario medio / flujo coronario mínimo / frecuencia cardíaca materna / frecuencia cardíaca máxima / frecuencia cardíaca media / frecuencia cardíaca mínima.

Fcmáx : Flujo coronario máximo / frecuencia cardíaca máxima.

FCN : Frecuencia cardíaca nocturna.

Fco : Farmacéutico.

FCR : Frecuencia cardíaca en reposo.

FD : Flanco derecho.

FDA : *Food and Drug Administration*, es decir, Administración de Alimentos y Fármacos (EE.UU.).

FDG : Fluorodesoxiglucosa.

FDO : Fondo de ojo.

FDT : Final de tratamiento.

Fe : Símbolo químico del hierro.

FEDER : Federación Española de Asociaciones de Enfermedades Raras (España, UE).

FEM : Flujo espiratorio máximo.

FEMEBA : Federación Médica de la Provincia de Buenos Aires (Argentina).

FEMECOT : Federación Mexicana de Colegios de Ortopedia y Traumatología (México).

FENEECh : Federación Nacional de Estudiantes de Enfermería de Chile (Chile).

FENPRUSS : Federación Nacional de Profesionales Universitarios de los Servicios de Salud (Chile).

FER : Fumador en recuperación.

FEVD : Fracción de eyección del ventrículo derecho.

FEVI : Fracción de eyección del ventrículo izquierdo.

FF : Fase folicular / fotofobia / frotis faríngeo.

FF.II : Fosas ilíacas.

FF.NN : Fosas nasales.

FF.RR : Fosas renales.

FFII : Fosas ilíacas.

FFP : Fractura de fémur proximal.

FFV : Fase final de la vida.

FG : Fibrinógeno / filtración glomerular / fístula gástrica.

FGI : Fístula gastrointestinal.

FGIP : Fístula gastrointestinal y pancreática.

FGN : Fibrinógeno.

FGR : Filtración glomerular renal.

FH : Falla hepática / fiebre del heno / fiebre hemorrágica.

FHA : Falla hepática aguda / fiebre hemorrágica argentina.

FHAG : Falla hepática aguda grave.

FHB : Fiebre hemorrágica boliviana / fiebre hemorrágica brasileña.

FHF : Falla hepática fulminante.

FHV : Fiebre hemorrágica venezolana / fiebre hemorrágica viral / fiebre hemorrágica vírica.

FI : Factor de impacto / factor de incertidumbre / factor I / factor intrínseco / fecha de ingreso / fibrinógeno / fiebre infecciosa / fijación interna / flanco izquierdo / fosa ilíaca / fracción inspiratoria / fricción interna / fuerza inspiratoria.

FIA : Fiebre inducida por antibióticos.

FIBA : Fibrilación auricular.

fibr : Fibrilación / fibrina / fibrinógeno / fibrosis / fibroso.

FICR : Federación Internacional de Sociedades de la Cruz Roja y de la Media Luna Roja.

FID : Fosa ilíaca derecha.

FIF : *Fetus in fetu* / flujo inspiratorio forzado.

FII : Factor II / fosa ilíaca izquierda.

FIII : Factor III.

FiO$_2$: Fracción inspirada de oxígeno (O$_2$).

FIV : Fecundación *in vitro* / fertilización *in vitro*.

FIX : Factor IX.

FL : Factor lábil / fármaco libre / fármaco ligado / flanco / fórmula leucocítica.

fl : Flacidez / flácido / flexión / flexionado / flexor / floculación / fluido / flujo / fluorescencia / fluorescente.

FlA : *Flutter* auricular.

FLANC : Federación Latinoamericana de Neurocirugía.

FLAU : *Flutter* auricular.

FLC : Fractura lateral de cadera.

Diccionario de Abreviaciones de Enfermería

FLD : Fosa lumbar derecha.

Flex : Flexión / flexionado / flexor.

FLI : Fase lútea insuficiente / fractura lateral inestable.

Flia : Familia.

FLIC : Fractura lateral inestable de cadera.

FLP : Faringolaringectomía parcial / fisura labiopalatina / fosfolípido.

FLT : Faringolaringectomía total.

FLZ : Fluconazol.

FM : Fibromialgia / fibromuscular / fibrosis miocárdica / Fórmula Magistral.

FMD : Feto de madre diabética.

FME : Flujo máximo espiratorio.

FMO : Falla multiorgánica / falla multisistémica / falla orgánica múltipe.

fMRI : Functional Magnetic Resonance Imaging, es decir, imagen por resonancia magnética funcional.

FMT : Frecuencia máxima teórica.

FN : Falso negativo / fecha de nacimiento / flujo normal / fosa nasal.

FNC : Forma no clásica.

FND : Fosa nasal derecha.

FNI : Fosa nasal izquierda.

FO : Falla ovárica / faríngeo oral / fisura orbitaria / fondo de ojo / frontoccipital.

FOD : Fiebre de origen desconocido.

FOI : Fiebre de origen indeterminado / fisura orbitaria inferior.

FOM : Falla multiorgánica / falla multisistémica / falla orgánica múltipe.

FONASA : Fondo Nacional de Salud (Chile).

FOS : Fisura orbitaria superior.

FOSIS : Fondo de Solidaridad e Inversión Social (Chile).

FP : Falso positivo / falla pancreática / femoropoplíteo / fetoproteína / fibras de Purkinje / fibrosis pulmonar / fiebre puerperal / flexión plantar / flujo plasmático / fontanela posterior / frecuencia del pulso / fumador pasivo / función pulmonar.

FPF : Fractura proximal de fémur.

FPI : Fibrosis pulmonar idiopática / fracaso primario del injerto.

FPP : Falta de progresión del parto / fecha del primer parto / fecha probable de parto.

FPS : Factor de protección solar.

FPV : Fosamprenavir.

FQ : Fibrosis quística.

FQP : Fibrosis quística pulmonar.

FR : Factor reumatoide / falla renal / falla respiratoria / fenómeno de *Raynaud* / frecuencia respiratoria.

Fr : *French*.

FRA : Falla renal aguda / fracaso renal agudo / fractura.

FRC : Factor de riesgo coronario / factores de riesgo conocidos / falla renal crónica / falla respiratoria crónica.

FRCV : Factor de riesgo cardiovascular.

FRD : Fosa renal derecha.

Fren : Diafragma / mente.

FRI : Fosa renal izquierda.

FRR : Función renal residual.

FRV : Fístula rectovaginal.

FSC : Flujo sanguíneo coroideo.

FSH : Hormona foliculoestimulante.

FSMB : The Federation of State Medical Boards of the United States, es decir, la Federación de Juntas Médicas Estatales (EE.UU.).

FSR : Flujo sanguíneo renal / flujo sanguíneo retiniano.

FT : Factor tisular.

ft. : (Del lat. *fiat*). Hágase.

FTC : Emtricitabina.

FUDEN : Fundación para el Desarrollo de la Enfermería (España, UE).

FUM : Fecha de la última menstruación.

FUP : Fecha del último parto / fecha del último período.

FUR : Fecha última regla.

FV : Fibrilación ventricular.

FVCI : Filtro en vena cava inferior.

FVG : Farmacovigilancia.

Fx : Fractura.

G

G : Conducción eléctrica / ganglio / ganglionar / gástrico / gastrina / generación / gesta / gestágeno / ginecología / glicina / globular / globulina / glucemia / glucosa / grado / granulocito / gramo / grávida / gravidez / grupo / guanidina / guanina / guanosina / ritmo de galope / tinción de *Gram*.

G+ : Grampositivo.

G+O : Ginecología y obstetricia.

G+P : Grupo sanguíneo y pruebas cruzadas.

G+PC : Grupo sanguíneo y pruebas cruzadas.

G– : Gramnegativo.

G1 : Primera generación.

G2 : Segunda generación.

G3 : Tercera generación.

G5% : Solución glucosada al 5%.

Ga : Galope auricular o cuarto ruido / gasometría arterial / gastroenteritis aguda / gingivoaxial / glaucoma agudo / gliceraldehído / glomerulonefritis aguda / glucemia en ayunas / grado de adiposidad / grasa amarilla / símbolo químico del galio.

GAA : Glicemia alterada en ayunas.

GAB : Gasometría arterial basal / glaucoma abierto.

GABA : *Gamma-Aminobutyric Acid*, es decir, ácido gammaminobutírico.

GAL : Galactosa / galactosemia.

GALN : Galactosamina.

GAM : Glucoproteína asociada a la mielina.

Gangl : Ganglio / ganglionar.

GAP : Gestaciones, abortos, partos.

GAPI : Glomerulonefritis aguda postinfecciosa.

GAPIE : Glomerulonefritis aguda postinfecciosa estreptocócica.

GAPINE : Glomerulonefritis aguda postinfecciosa no estreptocócica.

GAPINS : Glomerulonefritis aguda postinfecciosa no estreptocócica.

GAPIS : Glomerulonefritis aguda postinfecciosa estreptocócica.

GAR : Gestación de alto riesgo.

Garg : Garganta / gargarismo / gargolismo.

Gastr : Gástrico / gastritis.

Gastro : Gastroenterología / gastrointestinal.

Gastroenterolg. : Gastroenterología.

GAT : Globulina antitetánica / globulina antitimocítica / globulina antitrombocítica / grupo de abordaje del tabaquismo / grupo de atención temprana.

GB : Ganglio basal / gasto basal / glioblastoma / glóbulos blancos / glucemia basal / grasa blanca / síndrome de *Guillain-Barré*.

GBA : Glucemia basal alterada.

GBD : *Global Burden of Disease*, es decir, Carga Mundial de Morbilidad.

GBM : Glioblastoma multiforme.

GBP : Gabapentina.

GBS : Glucosa basal en sangre / *Group B Streptococcal*, es decir, estreptococo del grupo B.

GC : Ganglio centinela / gasto cardíaco / gastroenteritis crónica / gestión de la calidad / glomerulonefritis crónica / glucemia capilar / glucocorticoides / gonadotrofina coriónica / gonococia / gonocócico / gonococo / granulocitos circulantes / grupo comparativo / grupo control / guanina-citosina.

GCA : Globo de contrapulsación aórtica.

GCAo : Globo de contrapulsación aórtica.

GCE : Glucocorticoesteroide.

GCH : Gonadotrofina coriónica humana.

GCI : Glucocorticoides inhalados.

GCIA : Globo de contrapulsación intraórtica.

GCIAo : Globo de contrapulsación intraórtica.

GCP : Gestación cronológicamente prolongada / globo de contrapulsación / *Good Clinical Practices*, es decir, prácticas clínicas correctas.

GCPA : Globo de contrapulsación aórtica.

GCS : Ganglio cervical superior / gastritis crónica superficial / *Glasgow Coma Scale*, es decir, escala de coma de *Glasgow* / glucocorticosteroides.

Diccionario de Abreviaciones de Enfermería

GD : Gastroduodenal / genética y dismorfología.

Gd : Símbolo químico del gadolinio.

GDA : Grupos de diagnósticos ambulatorios.

GDO : Análisis general de orina.

GDRS : Grupos de diagnósticos relacionados.

GE : Gasto energético / gastritis erosiva / gastroemocional / gastroenteritis / gastroenteritis eosinofílica / gastroenterología / gastroenterólogo / gastroenterostomía / gastroesofágico / genitales externos / gestación ectópica / glomeruloesclerosis / grado elevado / grupo de estudio / grupo expuesto.

Ge : Símbolo químico del germanio.

GEA : Gastroenteritis aguda / genitales externos ambiguos / glomerulonefritis extramembranosa aguda / glucemia en ayunas.

GEB : Gasto energético basal.

GEC : Gastroenteritis crónica / gastroenterocolitis.

GED : Gestión electrónica de datos.

GEE : Gastroenteritis eosinofílica.

GEF : Genitales externos femeninos / glomeruloesclerosis focal y segmentaria.

GEFI : Grupo español de farmacia infantil (España, UE).

GEG : Gasto energético global / grande para la edad gestacional.

GEM : Genitales externos masculinos / grupo de estudio de la menopausia / grupo de estudio multicéntrico.

GEMM : Granulocitos, eritrocitos, macrófagos y megacariocitos.

GeNI : Grupo español de neurorradiología intervencionista (España, UE).

GEP : Gastroenteropancreático / gastrostomía endoscópica percutánea / grasa extraperitoneal / grupo de excelente pronóstico.

GER : Gasto energético en reposo.

ger : Geriatría / geriátrico / gerontología / gerontológico.

geriatr : Geriatría / geriátrico.

GES : Garantías Explícitas en Salud (Chile).

Gest. : Gestación / gestante / gestual.

GET : Gasto energético total / gastroenteritis transmisible / gestación ectópica tubárica.

GEU : Gestación extrauterina.

GEV : Gastroenteritis vírica.

GF : Grado funcional.

GFT : Guía farmacoterapéutica.

Gg. : Gragea.

GH : Gonadotropina humana / grasa en heces.

GH-IH : *Growth Hormone-Inhibiting Hormone*, es decir, somatostatina.

GH-RH : *Growth-Hormone-Releasing Hormone*, es decir, somatoliberina.

GHS : *Globally Harmonized System of Classification and Labelling of Chemicals*, es decir, sistema mundialmente armonizado de clasificación y etiquetado de productos químicos.

GI : Gastrointestinal / genérico intercambiable / gran invalidez.

GIN : Ginecología.

GL : Ganglio linfático / grados de libertad.

glauc : Glaucoma / glaucomatoso.

GLB : Glibenclamida.

Glc. : Glicemia / glucemia / glucosa.

glc : Glaucoma / glaucomatoso.

GLF : Glucosa en el líquido fetal.

Gln : Glucagón.

GIP : Glándula parótida.

Glu : Glutamato.

Gm : Gramo.

GM+ : Grampositivo.

GM- : Gramnegativo.

GMN : Glomerulonefritis / gramnegativo.

GMPc : Guanosín monofosfato cíclico.

gms : Gramos.

GN : Gafas nasales / glomerulonefritis / glomeruloncfritis necrólica / glucagón / gonococia / gonocócico / gonococo / gramnegativo.

Gn : Gonadotropina.

GNA : Glomerulonefritis aguda.

Diccionario de Abreviaciones de Enfermería

GNE : Gastritis no erosiva / grupo no expuesto.

GO : Examen general de orina / gammagrafía ósea / ganglio ótico / ginecología y obstetricia / gonococia / gonocócico.

GOB : Ginecología y obstetricia.

GP : Ganglios pélvicos / *General Practitioner*, es decir, médico general, médico de cabecera o médico de familia / glicoproteína / glucosa plasmática / grampositivo / grasa parda.

gp : Glucoproteína.

GPA : Gestaciones, partos y abortos / glucosa plasmática en ayunas.

GPC : Guía de práctica clínica / gastrostomía percutánea.

GPCE : Gastrostomía percutánea con control endoscópico.

GPCR : Gastrostomía percutánea con control radioscópico.

GPG : Gastritis postgastrectomía.

GPP : Glucemia posprandial.

GPRE : Gastritis postoperatoria por reflujo esofágico.

GR : Glóbulo rojo.

gr+ : Grampositivo.

gr– : Gramnegativo.

grad : Gradiente / graduado / gradual.

grag : Gragea.

gral : General.

Gram(+) : Grampositivo.

Gram(-) : Gramnegativo.

grav : Gravedad.

GRC : Grupos de reactividad cruzada.

GRD : Grupo relacionado a diagnóstico.

GRN : Goteo retronasal / gramnegativo.

GRP : Grampositivo.

GRT : Geriatría.

GS : Gasometría sanguínea / glomerulosclerosis / glucosa en sangre / grupo sanguíneo / grupo social.

GSA : Gases en sangre arterial / glucosa sanguínea en ayunas / grupo sanguíneo A.

GSAB : Grupo sanguíneo AB.

GSAR : Grupo social de alto riesgo.

GSB : Glucosa sanguínea basal / grupo sanguíneo B.

GSBR : Grupo social de bajo riesgo.

GSMR : Grupo social de mediano riesgo.

GST : Gastrostomía.

GSV : Gases en sangre venosa.

GT : Gastrectomía total / genoterapia / genotipo / gestación tubárica / grupo de trabajo / grupo tratado.

GTH : Gonadotrofina.

gt : Gota.

Gtt : Gota.

GU : Genitourinario.

GV : Gasometría venosa / globo vesical.

GVHD : *Graft Versus Host Disease*, es decir, enfermedad injerto contra huésped.

GY : Gastroyeyunostomía.

Gy : Gray.

GYN : Ginecología.

GyO : Ginecología y obstetricia.

H

H : Cadena pesada de una inmunoglobulina / hallazgos / heces / hemaglutinación / hemaglutinina / hematíe / hembra / hemograma / hemólisis / hemolítico / hemorragia / hemorrágico / heparina / hepático / hepatitis / hernia / heroína / heterosexual / hidatidosis / hígado / higiene / hipermetropía / hiperplasia / hipodérmico / hipodermis / hipofisiario / hipófisis / hipotalámico / hipotálamo / histamina / histamínico / histerectomía / histeria / histérico / histidina / histoplasmosis / hombre / homosexual / hora / horizontal / hormona / hormonal / hospital / hueso / humano / medicamento de uso hospitalario / símbolo químico del hidrógeno.

Hª : Historia.

H(+) : Hallazgos positivos.

H(−) : Hallazgos negativos.

H+ : Transhumanismo.

H+P : Huevos y parásitos en heces.

H. : *Haemophilus* / *Helicobacter* / hematíe / *Histoplasma*.

h.n. : (Del lat. *hac nocte*, esta noche). Esta noche.

H.p : *Helicobacter pylori*.

h.s. : (Del lat. *hora somni*, hora del sueño). A la hora de acostarse.

h.s.a. : Hágase según arte.

H de C : Hidratos de carbono.

H0 : Hipótesis nula.

H1 : Hipótesis alternativa.

HA : Hemaglutinación / hemaglutinina / hemianopsia / hemiparesia atáxica / hepatitis A / hepatitis activa / hepatitis agresiva / hepatitis aguda / hepatitis alcohólica / hidatidosis alveolar / hidroxiadenina / hidroxiapatita / hiperalimentación / hiperandrogénico / hiperandrogenismo / hipermetropía absoluta / hiperplasia adrenal / hipertensión arterial / hipertrofia amigdalar / hipertrofia amigdalina / hipertrofia auricular / hipoacusia / hipoalergénico / histamina / histamínico / histerectomía abdominal / historia actual.

Ha : Hipermetropía absoluta.

HAM-A : Escala de *Hamilton* para la ansiedad.

HAM-D : Escala de *Hamilton* para la depresión.

Diccionario de Abreviaciones de Enfermería

HAA : Hemaglutinación activa / hepatitis alcohólica aguda.

HAAg : *Hepatitis A Antigen*, es decir, antígeno de la hepatitis A.

Hab. : Habituación / habitual.

HABB : Hipertensión arterial de la bata blanca.

HAC : Hepatitis activa crónica / hepatitis alcohólica crónica / hiperplasia adrenal congénita / historia clínica.

HACE : *High Altitude Cerebral Edema*, es decir, edema cerebral de gran altitud.

HACha : Hemaglutinación para la enfermedad de *Chagas*.

HAD : Hemaglutinación directa / hemiabdomen derecho / heparina en altas dosis / herencia autosómica dominante / hipertrofia auricular derecha / hormona antidiurética / hospitalización a domicilio / servicio de hospitalización a domicilio.

Haem. : *Haemophilus*.

HAF : Hemaglutinina filamentosa / hepatitis A fulminante.

HAH : Hepatitis asociada al halotano / hidatidosis alveolar hepática.

HAI : Hemaglutinación indirecta / hematoma aórtico intramural / hemiabdomen izquierdo / hemibloqueo anterior izquierdo / hepatitis autoinmune / hiperaldosteronismo idiopático / hipertrofia auricular izquierda.

HAICA : Hepatitis autoinmunitaria crónica activa.

HAIM : Hematoma aórtico intramural.

HAIR : Hipoacusia inducida por ruidos.

Hal : Haloperidol.

HaM : Historia de la medicina.

HAO : Hiperandrogenismo ovárico.

HAOF : Hiperandrogenismo ovárico funcional.

HAP : Hemaglutinación pasiva / hiperaldosteronismo primario / hiperalimentación parenteral / hiperglucemia aislada postestímulo / hipertensión arterial pulmonar / hipoventilación alveolar primaria.

HAPE : *High Altitude Pulmonary Edema*, es decir, edema pulmonar de gran altitud.

HAR : Herencia autosómica recesiva / histiocitosis atípica en regresión.

Diccionario de Abreviaciones de Enfermería

HARS : *Hamilton Anxiety Rating Scale*, es decir, escala de *Hamilton* para la ansiedad.

HAS : Hipertensión arterial sistémica / hipertensión arterial sistólica / hipertensión arterial sostenida / hipoalbuminemia sérica.

HAV : Hemofiltración arteriovenosa / virus de la hepatitis A.

HAVA : Hipertrofia amigdalina y vegetaciones adenoideas.

HB : Heces blandas / hemibloqueo / hemoglobina / hepatitis B / hidroxibutirato / hiperreactividad bronquial.

Hb : Hemoglobina.

HBA : Hemibloqueo anterior del haz de *His* / hepatitis B aguda / hipertrofia biauricular / hipoacusia bilateral asimétrica.

HBA1c : Hemoglobina glucosilada.

HBAg : *Hepatitis B Antigen*, es decir, antígeno de la hepatitis B.

HBAI : Hemibloqueo anterior izquierdo del haz de *His*.

HBC : Hepatitis B crónica.

HBCAg : *Hepatitis B Core Antigen*, es decir, antígeno del núcleo del virus de la hepatitis B.

HBCM : Hemoglobina corpuscular media.

HBCO : Carboxihemoglobina.

HBD : Heparina a bajas dosis / hidroxibutirato-deshidrogenasa / higiene bucodental.

HBF : Hemoglobina fetal / hepatitis B fulminante.

HBG : Hemoglobina G / hemoglobina glicosilada / hemoglobina glucosilada.

HBH : Hemoglobina H.

HBI : Hiperreactividad bronquial intrínseca.

HBP : Hipertrofia benigna de próstata.

HBPM : Heparina de bajo peso molecular.

HBR : Horas de bolsa rota.

HBRD : Hemibloqueo de la rama derecha del haz de *His*.

HBsAg : Antígeno de superficie de la hepatitis B.

HBV : *Hepatitis B Virus*, es decir, virus de la hepatitis B.

HC : Hemocultivo / hemodiálisis continua / hemograma completo / hemorragia cerebral / heparinización continua / hepatitis C / hepatitis crónica / hepatocelular / hepatopatía crónica / hidratos de carbono /

hidrocortisona /
hipercolesterolemia /
hiperplasia congénita /
hipersensibilidad cutánea /
hipertensión crónica /
hipertiroidismo congénito /
hipocondría / hipocondrio /
hipotiroidismo congénito /
historia clínica / hormona de
crecimiento / hospital clínico /
hospital de campaña /
húmero-cefálica.

HCE : Historia clínica electrónica.

HCI : Hemisferio cerebral izquierdo / hepatitis crónica inactiva / hipocondrio izquierdo / historia clínica informatizada.

HCL : Hipercolesterolemia.

HCl : Historia clínica / símbolo químico del ácido clorhídrico.

HCM : Hemoglobina corpuscular media / hepatitis crónica medicamentosa.

HCMM : Hombro, codo, muñeca y mano.

HCT : Hidroclorotiazida.

Hct. : Hematocrito.

Hcto. : Hematocrito.

HCTZ : Hidroclorotiazida.

HCUCH : Hospital clínico Universidad de Chile (Chile).

HD : Heces duras / hemiabdomen derecho / hemidiafragma / hemiplejia derecha / hemisferio derecho / hemodiálisis / hemorragia digestiva / hemotórax derecho / hernia diafragmática / hernia discal / higiene dental / higienista dental / hipertensión diastólica / hipocondrio derecho / hipodérmico / hipodermis / hombro doloroso / hospital de día / hospitalización domiciliaria.

HDA : Hemorragia digestiva alta.

Hda. : Herida.

HDAA : Hemorragia digestiva alta aguda.

HDB : Hemorragia digestiva baja / heparina en dosis bajas / hipertensión del delantal blanco.

HDBA : Hemorragia digestiva baja aguda.

HDC : Hemodiálisis continua / hemodiálisis crónica / hemorragia digestiva crónica / hernia diafragmática congénita.

HDCVV : Hemodiálisis continua venovenosa.

HDD : Hemidiafragma derecho / hospital de día.

HDF : Hemodiafiltración.

Diccionario de Abreviaciones de Enfermería

HDI : Hernia del disco intervertebral.

HDIV : Hernia del disco intervertebral.

HDL : Hernia discal lumbar / *High Density Lipoprotein*, es decir, lipoproteína de alta densidad.

HDL-C : *High Density Lipoprotein Cholesterol*, es decir, colesterol de alta densidad.

HDRCD : Hígado por debajo del reborde costal derecho.

HDRS : *Hamilton Depresion Rating Scale*, es decir, escala de *Hamilton* para la depresión.

HDS : Hospital del Salvador (Chile).

HDT : Hernia diafragmática traumática.

HDV : *Hepatitis D Virus*, es decir, virus de la hepatitis D.

HE : Eliptocitosis hereditaria / hemodinámicamente estable / hiperextensión / hipertensión endocraneal.

He : Símbolo químico del helio.

HEA : Historia de la enfermedad actual.

HEC : Hematoma endocraneal / hipertensión endocraneal.

HECI : Hipertensión endocraneal idiopática.

HECR : Hipoacusia por exposición crónica al ruido.

HED : Hematoma extradural.

HELLP : *Hemolysis, Elevated Liver enzymes & Low Platelet count*, es decir, hemólisis, elevación de enzimas hepáticas y trombocitopenia.

HEI : Hospital de enfermedades infecciosas.

Hem : Hematíe / hematocrito / hematología / hematológico / hematólogo / hematuria / hemoglobina / hemólisis / hemolítico / hemoptisis / hemorragia / hemorrágico / hemorroidal / hemorroides.

hemat : Hematocrito / hematología / hematológico / hematólogo / hematuria.

Hematol : Hematología / hematológico / hematólogo.

Hemi : Hemianopsia / hemiplejia / hemipléjico / hemisférico / hemisferio / hemitórax.

Hemit. : Hemitórax.

Hemorr : Hemorragia / hemorrágico / hemorroidal / hemorroides.

Hep : Heparina / hepático / hepatitis / hepatología / hepatológico / hepatólogo.

Diccionario de Abreviaciones de Enfermería

hepat : Hepatología / hepatológico / hepatólogo.

hepatol : Hepatología / hepatológico / hepatólogo.

her : Hereditario / herencia / hernia / herniado / herniario / hermano.

hered : Hereditario.

hern : Hernia / herniado / herniario.

HET : Heterocigosis / hormona estimulante tiroidea.

HF : Hemofiltración / hemofiltrado / heparina fraccionada / hepatitis fulminante / hiperflexión / hiperplasia folicular / hipofisiario / hipófisis / hipoplasia femoral / historia familiar.

Hf : Símbolo químico del hafnio.

HFI : Hiperhidrosis focal idiopática.

HFV : [**VAFO**] *High Frequency Ventilation*, es decir, ventilación mecánica de alta frecuencia oscilatoria.

HG : Hemaglutinación / hemoglobina / hemoglobina globular / hemorragia gástrica / hepatitis grasa / herpes genital / herpes gravídico / hígado graso / hiperglucemia / hipertensión gravídica / hipertrofia gingival / hipogastrio / hospital general.

Hg : Hemoglobina / hemograma / símbolo químico del mercurio.

HGA : Hígado graso alcohólico.

HGB : Hemoglobina / hipertensión de bata blanca.

Hgb. : Hemoglobina.

HgC : Hemograma completo.

HGI : Hemorragia gastrointestinal.

HGIA : Hemorragia gastrointestinal alta.

Hgma : Hemograma.

HGN : Hospital general de niños.

HGO : Hipoglicemiante oral.

HGPO : Hiperglicemia provocada por vía oral.

HGT : Hemoglucotest.

HH : Haz de *His* / hernia de hiato / hernia hiatal / hijo de hipertenso / hiperhidrosis.

HI : Hipocondrio izquierdo / histeria.

Hib : *Haemophilus influenzae* tipo B.

Diccionario de Abreviaciones de Enfermería

HIC : Hematoma intracraneal / hemorragia intracerebral / hipertensión intracraneal.

HIH : Hemorragia intracraneal hipertensiva.

Hin. : Isoniazida.

Hist : Histeria / histérico / histología / histológico / historia.

HIV : Hemorragia intraventricular / *Human Immunodeficiency Virus*, es decir, virus de la inmunodeficiencia humana.

HLA : *Human Leukocyte Antigen*, es decir, antígeno leucocitario humano.

HLCM : Hospital Luis Calvo Mackenna (Chile).

HLHC : Hormona liberadora de la hormona del crecimiento.

HLHL : Hormona liberadora de la hormona luteinizante.

HLX : Herencia ligada al cromosoma X.

HM : Helicóptero medicalizado / hijos muertos / hipertensión maligna / hipertermia maligna / hospital militar.

HMC : Hemocultivo / heroína, morfina y cocaína.

HMCE : Hospital Modular de Campaña del Ejército (Chile).

HMD : Hijo de madre diabética.

HMO : *Health Maintenance Organization*, es decir, organización de mantención de la salud (EE.UU.).

HMR : Huevo muerto y retenido.

HMS : Homosexual.

Hms : Horas, minutos y segundos.

HMT : Hematuria.

HN : Hematemesis neonatal / hemorragia neonatal / hepatitis neonatal / hipoventilación nocturna.

HNa : Heparina sódica.

hna : Hermana.

HNF : Heparina no fraccionada.

HNN : Hematemesis neonatal / hemorragia neonatal / hepatitis neonatal / herpes neonatal.

HNO : Hasta nueva orden.

HNP : Hernia del núcleo pulposo.

HO : Hemorragia oculta / hiperestimulación ovárica / hipopnea obstructiva / hipotensión ortostática.

Ho : Símbolo químico del holmio.

HOB : Hospital base.

HOEV : Hospital de evacuación.

HOG : Hospital general.

HOMA : *Homeostatic Model Assessment*, es decir, modelo de evaluación homeostático.

Hor : Horizontal / hormona / hormonal / horario.

***hor. som.* :** (Del lat. *hora somni*, hora del sueño). A la hora de acostarse.

horm : Hormona / hormonal.

Hosp : Hospital / hospitalario / hospitalización / hospitalizado.

HP : *Helicobacter pylori* / hemiparesia / hemiplejia / hemipléjico / hemorragia puerperal / hemorragia pulmonar / hepatectomía parcial / hidratación parenteral / hiperparatiroidismo / hipertensión persistente / hipertensión portal / hipertensión primaria / hipertensión pulmonar / hipertrofia de próstata / hipoparatiroidismo / histerectomía parcial / histopatología / histopatológico / historia personal / hormona paratiroidea / hormona prolactina.

Hp : *Helicobacter pylori*.

HPAF : Herida por arma de fuego.

HPB : Hepatitis persistente tipo B / hipertrofia prostática benigna.

HPD : Hemiparesia derecha / hemiplejia derecha.

HPI : Hemiparesia izquierda / hemiplejia izquierda / hemorragia pulmonar idiopática / hipertensión arterial pulmonar idiopática.

HPQ : Hiperqueratosis.

HPTRN : Hiperparatiroidismo del recién nacido.

HPST : Hiperparatiroidismo secundario.

HPV : Hiperventilación / [VPH] *Human Papiloma Virus*, es decir, virus del papiloma humano.

HQ : Herida quirúrgica.

HQD : Hospital quirúrgico de día.

HR ı Hallazgos radiológicos / hemólisis renal / hemorragia rectal / hemorragia retiniana / hepatitis residual / herpes recurrente / hiperreactividad / hiperreactivo / hipersensibilidad retardada / hipertensión renal.

Diccionario de Abreviaciones de Enfermería

HRB : Hiperreactividad bronquial.

HRBI : Hiperreactividad bronquial inespecífica.

HRF : Hemoglobina, recuento y fórmula / hemograma, recuento y fórmula / hipertensión resistente a la farmacoterapia.

HRLX : Herencia recesiva ligada al cromosoma X.

HS : Hematoma subdural / hemorragia subaracnoidea / hemorragia subdural / herpes simple / hipersensibilidad / hipertensión sistólica / hipoglucemia sintomática / hormona sexual.

HSA : Hematoma subdural agudo / hemorragia subaracnoidea.

HSAE : Hemorragia subaracnoidea espontánea.

HSP : Heridas en los sitios de presión.

HSV : *Herpes Simplex Virus*, es decir, virus del herpes simple.

HT : Hematocrito total / hemitórax / hepatitis transfusional / hidroterapia / hipertensión / hipertiroidismo / hipotálamo / hipotalámico / hipotermia / hipotermia tópica / hipotiroidismo / histerectomía / histerectomía

total / hormonas tiroideas / hormonoterapia.

Ht : Hematocrito / hematocrito total / hemitórax / hipertensión / hipertenso / hipertiroidismo.

HTA : Hipertensión arterial / humo de tabaco ambiental.

HTABB : Hipertensión arterial de la bata blanca.

HTA : Hipertensión arterial.

Htc. : Hematocrito.

Htco : Hematocrito.

HTD : Hemitórax derecho / hipertensión diastólica.

HtD : Hemitórax derecho.

HTDI : Hemorragia tracto digestivo interior.

HTDS : Hemorragia tracto digestivo superior.

HTE : Hipertensión endocraneal / hipertensión endocraneana.

HTEC : Hipersensibilidad cutánea / hipertensión endocraneal.

HtI : Hemitórax izquierdo.

HTM : Hipertermia maligna.

Hto : Hematocrito.

Hto. : Hematocrito.

HTP : Hipertensión pulmonar.

HTV : Histerectomía vaginal.

HU : Hernia umbilical.

HUAP : Hospital de Urgencia Asistencia Pública (Chile).

HUGO : Hemograma-uremia-glicemia-orina.

HV : *Hallux valgus* / hemorragia vaginal / hepatitis vírica / hermafrodita verdadero / hermafroditismo verdadero / *herpes virus*, es decir, virus del herpes / hijos vivos / hipertrofia ventricular /

hiperventilación / histerectomía vaginal.

HVB : Hepatitis B.

HVC : Hepatitis C.

HxQx : Herida quirúrgica.

HZ : Herpes zóster.

HZIC : Herpes zóster intercostal.

HZO : Herpes zóster oftálmico / herpes zóster ótico.

Hzos : Herpes zóster.

I

I : Factor I / ictericia / impresión / incisión / incisivo / indicación / índice / infección / ingreso / inhalación / insomnio / inspiración / inspirado / inspiratorio / inteligencia / intensidad / intestino / insuficiencia / insulina / iris / símbolo químico del yodo.

IA : Incapacidad absoluta / incidencia anual / índice alfabético / inflamación aguda / inseminación artificial / insuficiencia aórtica / insuficiencia auricular / insulina en ayunas / inteligencia artificial.

IAA : Intoxicación alcohólica aguda.

IAAPS : Índices de actividad en atención primaria de salud.

IAAS : Infecciones asociadas a la atención en salud.

IAC : Infección asociada a un catéter / inseminación artificial con semen del cónyuge / intoxicación alcohólica crónica.

IACC : Infección asociada a un catéter central.

IAD : Inseminación artificial a partir de donante.

IAL : Insulina de acción lenta.

IAM : Infarto agudo de miocardio.

IAR : Insulina de acción rápida.

IARC : *International Agency for Research on Cancer*, es decir, Agencia Internacional para la Investigación del Cáncer.

IAS : Infección asociada a una sonda / inicio de la actividad sexual / interrogatorio por aparatos y sistemas.

IBG : Índice de bienestar general.

IBP : Inhibidor de la bomba de protones.

IBS : Infección bacteriana severa / infección bacteriana sistémica.

IBT : Intubación bucotraqueal.

IC : Ileocecal / implante coclear / impresión clínica / índice cardíaco / índice cefálico / infarto cerebral / inflamación crónica / infusión continua / inmunidad celular / insomnio continuo / insomnio crónico / insuficiencia cardíaca / insuficiencia coronaria / insulina cristalina / interconsulta / intracardíaco / intracelular / intracerebral / intracoronario / intracraneal / investigación clínica / iridectomía completa.

ICC : Insuficiencia cardíaca congestiva / insuficiencia cardíaca crónica / insuficiencia coronaria crónica.

ICE : *Integrated Clinical Encounter*, es decir, encuentro clínico integrado.

ICI : Insuficiencia cardíaca izquierda / infusión continua de insulina.

ICN : *International Council of Nurses*, es decir, Consejo Internacional de Enfermeras.

ICNR : Isocoria normorreactiva.

ICO : Incontinencia continua de orina / incontinencia crónica de orina.

ICP : Insuficiencia circulatoria periférica / intervención coronaria percutánea.

ICPC-2 : *International Classification of Primary Care, second edition*, es decir, Clasificación Internacional de la Atención Primaria, segunda edición.

ICSI : *Intracytoplasmic Sperm Injection*, es decir, inyección intracitoplasmática de espermatozoides.

ICT : Insuficiencia cardíaca transitoria / isquemia cerebral total / isquemia cerebral transitoria.

ict : Ictericia / ictérico / ictus.

ID : Identificación / impresión diagnóstica / inmunodeficiencia / inmunodeficiente / inmunodepresión / inmunodepresor / inmunodeprimido / insulinodependiente / intestino delgado.

id. : Idem / intradérmico.

IDA : Ingesta diaria aceptable / ingesta diaria admisible.

IDE : Índice de deformabilidad eritrocítica / índice de desviación estándar / ingesta diaria estimada / ingestión diaria estimada / injerto dermoepidérmico / investigación y desarrollo experimental.

IDM : Inhalador de dosis medida.

IDR : Intradermorreacción.

IDx : Impresión diagnóstica.

IEC : Información – Educación – Comunicación.

IECA : Inhibidor del enzima conversor de la angiotensina.

IEG : Interrupción espontánea de la gestación.

IET : Intubación endotraqueal.

IEV : Infusión endovenosa / inyección endovenosa.

Diccionario de Abreviaciones de Enfermería

IF : Articulación interfalángica / incontinencia femenina / industria farmacéutica / inspiración forzada.

IG : Incapacidad grave / índice de gravedad / inmunoglobulina / intestino grueso / intolerancia a la glucosa / intragástrico / ionograma.

Ig : Inmunoglobulina.

IgA : Inmunoglobulina A.

IgAN : Nefropatía por IgA.

IGC : Impresión global clínica.

IgD : Inmunoglobulina D.

IgE : Inmunoglobulina E.

IgG : Inmunoglobulina G.

IgM : Inmunoglobulina M.

IHME : *Institute for Health Metrics and Evaluation*, es decir, Instituto para la Evaluación y las Métricas Sanitarias (EE.UU.).

II : Factor II de la coagulación / II par craneal.

IIA : Índice de incidencia de absentismo / infección intestinal aguda / infección intraabdominal.

IIH : Infección intrahospitalaria.

III : Factor III de la coagulación / III par craneal.

IIPC : II par craneal.

IIV : Infusión intravenosa / inyección intravenosa.

IL : Incapacidad laboral / infarto lacunar / infiltración local / insulina lenta / intolerancia a la lactosa.

ILA : Índice de líquido amniótico.

ILCOR : *International Liaison Committee on Resuscitation*, es decir, Comité de Enlace Internacional sobre Reanimación.

ILE : Interrupción legal de embarazo.

IM : Con invasión mínima / incontinencia masculina / incontinencia mixta / índice de mortalidad / índice metabólico / infarto de miocardio / insuficiencia mitral / isquemia miocárdica / intramedular / intramuscular.

IMA : Infarto de miocardio agudo / infarto de miocardio anterior / infarto de miocardio antiguo / inteligencia médica artificial / intoxicación medicamentosa aguda / isquemia mesentérica aguda.

IMAO : Inhibidor de la monoaminooxidasa.

IMB : Índice metabólico basal.

IMC : Índice de masa corporal.

IMD : Inhalador con medidor de dosis.

IMED : *International Medical Education Directory*, es decir, Directorio Internacional de Educación Médica.

IMGA : *International Medical Geology Association*, es decir, Asociación Internacional de Geología Médica.

IMIA : *International Medical Informatics Association*, es decir, Asociación Internacional de Informática Médica.

IML : Instituto Médico Legal (Chile).

IMRT : Radioterapia de intensidad modulada.

IMSS : Instituto Mexicano del Seguro Social (México).

IMV : Ventilación mandatoria intermitente.

IN : Ictericia neonatal / índice nutricional / infección neonatal / infección nosocomial / insulina / insulínico / intranasal.

In : Símbolo químico del indio.

in aq. : (Del lat. *in aqua*). En agua (H_2O).

in d. : (Del lat. *in dies*). Diario.

INA : Indumentaria neumática antishock / infección nosocomial aguda.

INCA : Instituto de Neurocirugía (Chile) / Instituto Nacional del Cáncer (España, UE).

INCUCAI : Instituto Nacional Central Único Coordinador de Ablación e Implante (Argentina).

INER : Instituto Nacional de Enfermedades Respiratorios (México).

INH : Inhalado.

INI : Índice normalizado internacional.

INR : *International Normalized Ratio*, es decir, tasa normalizada internacional.

INTU : Infección nosocomial del tracto urinario.

IOA : Incontinencia de orina de apremio.

IOAS : Infección de orina asociada a sondaje.

IOE : Incontinencia urinaria al esfuerzo.

IOG : Intolerancia oral a la glucosa.

IOMA : Instituto de Obra Médico Asistencial (Argentina).

IOP : Infección oportunista / insuficiencia ovárica prematura.

IOR : Incontinencia de orina por rebalse.

IOS : Instituto de Obras Sociales (Argentina).

IOSE : Instituto de la Obra Social del Ejército (Argentina).

IOT : Intubación orotraqueal.

IOX : Índice de oxigenación.

IPAP : *Inspiratory Positive Airway Pressure*, es decir, ventilación en presión positiva inspiratoria.

IPC : I par craneal.

IPPA : Inspección, palpación, percusión y auscultación.

IPS : Inhalador de polvo seco / Instituto de Previsión Social (Paraguay).

IQ : Índice de *Quetelet* / infección quirúrgica / intervención quirúrgica.

IR : Infección respiratoria / ingesta recomendada / insuficiencia renal / insuficiencia respiratoria / insulina rápida / insulinorresistencia / intrarraquídeo / intrarrenal.

Ir : Símbolo químico del iridio.

IRA : Infección respiratoria aguda / insuficiencia renal aguda.

IRAM : Instituto de Radiomedicina (Chile).

IRC : Insuficiencia renal crónica.

IRM : Imagen por resonancia magnética.

IRN : Índice de riesgo nutricional / infección del recién nacido.

IS : *In situ* / índice sistólico / inmunosupresión / inmunosupresor / intento de suicidio.

ISAPRE : Institución de Salud Previsional (Chile).

ISBN : *International Standard Book Number*, es decir, número internacional de identificación de libro.

ISI : Índice de sensibilidad a la insulina.

ISP : Instituto de Salud Pública (Chile).

ITG : Intolerancia a la glucosa.

ITLVD : Índice de trabajo ventrículo derecho.

ITLVI : Índice de trabajo ventrículo izquierdo.

ITM : Intermedio.

Diccionario de Abreviaciones de Enfermería

ITOG : Intolerancia oral a la glucosa.

ITT : Incapacidad total de trabajo / incapacidad transitoria para el trabajo / intención de trata.

ITU : Infección del tracto urinario.

IV : Factor IV de la coagulación / *in vitro* / *in vivo* / ingurgitación venosa / inspección visual / insuficiencia venosa / insuficiencia ventricular / intravaginal / intravascular / intravenoso / intraventricular / intravertebral / intravesical / irrigación vaginal / irrigación vesical / IV par craneal.

IVC : Insuficiencia venosa crónica.

IVD : Intravenosa directa.

IVE : Insuficiencia venosa de las extremidades / interrupción voluntaria del embarazo.

IVP : Insuficiencia venosa profunda.

IVS : Inicio de la vida sexual / injerto de vena safena / invalidez, vejez y supervivencia.

IVY : Ingurgitación venosa yugular.

IX : Factor IX de la coagulación / IX par craneal.

IXPC : IX par craneal.

J

J : Joule.

JAMA : *Journal of the American Medical Association*, es decir, Revista de la Asociación Médica Americana (EE.UU.).

JC : Jornada completa / juicio clínico.

JCAHO : *Joint Commission on the Accreditation of Health Care Organizations*, es decir, Comisión Conjunta para la Acreditación de Organizaciones de Atención de la Salud (EE.UU.).

JG : Jugo gástrico.

JP : Jornada parcial.

K

K : Símbolo químico del potasio.

kcal : Kilocaloría.

KDOQI : *Kidney Disease Outcomes Quality Initiative*, es decir, resultados de la iniciativa de calidad de diálisis de riñón, de la *National Kidney Foundation* (EE.UU.).

Ke : Potasio (K) extracelular.

Ki : Potasio (K) intracelular.

KK : *Killip* y *Kimball*.

Klgo : Kinesiólogo.

Kr : Símbolo químico del kriptón.

KT : Kinesioterapia.

Kt/V : Aclaramiento fraccional de urea ($CO(NH_2)_2$).

KTC : Ketoconazol.

KTM : Kinesioterapia motora.

KTR : Kinesioterapia respiratoria.

L

L : Levógiro.

L-ASA : L-asparginasa.

L1 : 1ª vértebra lumbar.

L2 : 2ª vértebra lumbar.

L3 : 3ª vértebra lumbar.

L4 : 4ª vértebra lumbar.

L5 : 5ª vértebra lumbar.

LA : Lactancia artificial / linfadenectomía axilar / líquido amniótico / líquido ascítico / línea axilar / lumbalgia aguda.

La : Símbolo químico del lantano.

LAA : Línea axilar anterior.

LAD : Lesiones agudas difusas.

LAM : Leucemia aguda mieloblástica / línea axilar media.

lam : Laminectomía.

LANA : Lidocaína, atropina, naloxona y adrenalina.

LAP : Laparoscopia / laparotomía / línea axilar posterior.

Lap. Ex : Laparotomía exploradora.

LAPSS : *Los Ángeles Prehospital Stroke Screen*, es decir, investigación prehospitalaria de accidente cerebrovascular de Los Ángeles (EE.UU.).

LAS : *Lateral Amyotrophic Sclerosis*, es decir, esclerosis lateral amiotrófica.

LASIC : Laboratorio de Simulación Clínica.

LB : *Lactobacillus bulgaricus* / lavado bronquial / lentes blandos / litiasis biliar.

LBA : Lavado broncoalveolar.

LBS : Lumbosacro.

LC : Laboratorio clínico / latidos cardíacos / lentes de contacto / líquido claro / loxoscelismo cutáneo / lumbalgia crónica.

LCC : Luxación congénita de cadera.

LCF : Latidos cardíacos fetales.

LCFA : Limitación crónica del flujo aéreo.

LCR : Líquido cefalorraquídeo.

LD : Laparoscopia diagnóstica / lateral derecho / *Lethal Dose*, es decir, dosis letal / lóbulo derecho.

LD50 : Dosis letal media.

LDH : Deshidrogenasa láctica.

LDL : *Low Density Lipoprotein*, es decir, lipoproteína de baja densidad.

LDR : *Labor Delivery Room*, es decir, sala de trabajo de parto.

LE : Laparotomía exploradora / lavado de estómago / libre de enfermedad / lista de espera / lupus eritematoso sistémico.

LED : Lupus eritematoso diseminado.

LEGO : Licenciatura en Enfermería en Ginecología y Obstetricia (México).

LEI : Licenciatura en Enfermería en Cuidados Intensivos (México).

LEMI : Licenciatura en Enfermería en Materno Infantil (México).

LEOC : Litotricia extracorpórea por ondas de choque.

LEQ : Licenciatura en Enfermería en Quirúrgica (México) / lista de espera quirúrgica.

LES : Lupus eritematoso sistémico.

LESS : Licenciatura en Enfermería en Salud Pública (México).

LET : Limitación al esfuerzo terapéutico.

LF : Latidos fetales.

LFA : Limitación al flujo aéreo.

LG : Lavado gástrico.

LGA : Leucemia granulocítica aguda.

LGB : Laboratorio general básico.

LH : Hormona luteinizante.

LHI : Lóbulo hepático izquierdo.

LI : Lente intraocular / lóbulo izquierdo.

Li : Linfocito / símbolo químico del litio.

LLA : Leucemia linfocítica aguda.

LIO : Lente intraocular.

LLA : Leucemia linfoblástica aguda.

LLC : Leucemia linfática crónica.

LM : Lactancia materna / laparotomía media / línea media.

lm : Lumen.

LMA : Leucemia mieloide aguda / línea media axilar.

Diccionario de Abreviaciones de Enfermería

LMC : Leucemia mieloide crónica / leucodistrofia metacromática / línea media clavicular.

LNH : Linfoma no-*Hodgkin*.

LNP : Lesión nerviosa periférica.

LOE : Lesión ocupante de espacio.

LP : Lavado peritoneal / líquido peritoneal / líquido pleural.

LPA : Leucemia promielocítica aguda.

LPG : Linfadenopatía persistente generalizada.

LPM : Litros por minuto.

lpm : Latidos por minuto.

LPMIU : Laparotomía media infraumbilical.

LR : *Likelihood Ratio*, es decir, razón de verosimilitud / *lívedo reticularis*.

LRH : Lugar de reunión de heridos.

LS : Liberación sostenida / límite superior / liposoluble / líquido seminal / líquido sinovial / lóbulo superior / lumbalgia subaguda / lumbosacro.

LSD : *Lysergsäure-Diethylamid*, es decir, dietilamida de ácido lisérgico.

LU : Legrado uterino.

Lu : Lumbar / símbolo químico del lutecio.

LI

M

M : Macroglobulina / madre / maléolo / maligno / mano / mantenimiento / manual / masculino / materno / medicina / médico / memoria / menarquia / menopausia / menopáusico / menstruación / metabolismo / metástasis / miembro / miopía / mitral / mol / molar / molaridad / molécula / molecular / monocito / morfina / mortalidad / multípara / muscular / músculo.

m : Mes / metro / mezclar / molalidad.

m. : Mezclar.

m.d.u. : (Del lat. *ut a me dictum*). Como se ha indicado.

m.o. : (Del lat. *modus operandi*). Modo de operar.

m.or : Mismo origen.

m.s.a. : Mézclese según arte.

M1 : Ambulancia de equipos básicos.

M2 : Ambulancia de equipos avanzados.

m² : Metro cuadrado.

MA : Mal de altura / menstruación anovulatoria / mucosa alveolar.

MAE : Media antiembólica / medicina aeroespacial.

MAG : Mal aspecto general.

MAM : Mal agudo de montaña.

man. : (Del lat. *mane*). Por la mañana.

MAO : Monoaminooxidasa / morfina, aspirina, oxígeno (O_2).

MAP : Médico de atención primaria.

MAPA : Monitorización ambulatoria de la presión arterial.

MAR : Malformación anorectal.

MARS : *Molecular Adsorbent Recirculating System*, es decir, sistema de recirculación molecular absorbente.

MASCAL : *Mass Casualty*, es decir, bajas masivas.

mast : Mastectomía / mastitis.

MAV : Malformación arteriovenosa.

MB : Membrana basilar / metabolismo basal.

MBE : Medicina basada en la evidencia.

MBEC : Medicina basada en la evidencia científica.

MBP : Medicina basada en pruebas / muy bajo peso.

MBPN : Muy bajo peso al nacer.

MC : Malformación congénita / masa corporal / masaje cardíaco / medicina clínica / médico cirujano / médico clínico / médico de cabecera / medio de contraste / metacarpiano / metacarpo / método científico / monitor cardíaco / monitorización cardíaca / motivo de consulta / muerte cerebral.

MCE : Masaje cardíaco externo.

mcg : Microgramo.

mcgotas : Microgotas.

MCP : Marcapasos.

MCPT : Marcapasos transitorio.

MD : Madre diabética / mama derecha / mano derecha / metástasis a distancia / miocardiopatía dilatada / modificación de la dosis.

MDL : Mínima dosis letal.

MDMA : Metilenodioximetanfetamina.

MECG : Medias elásticas de compresión gradual.

MEDEVAC : *Medical Evacuation*, es decir, evacuación médica.

MEDLARS : *Medical Literature Analysis and Retrieval System*, es decir, sistema de análisis y recuperación de literatura médica.

MEDLINE : *Medical Literature Analysis and Retrieval System Online*, también llamado *MEDLARS Online*, es decir, sistema en línea de análisis y recuperación de literatura médica.

MEG : Magnetoencefalografía.

MEH : Mal estado de hidratación.

MELAS : *Mitochondrial Encephalomyopathy, Lactic Acidosis, and Stroke-like episodes*, es decir, encefalomiopatía mitocóndrica, acidosis láctea y episodios semejantes a la apoplejía.

mEq/L : Miliequivalente por litro.

MERRF : *Myoclonic Epilepsy with Ragged Red Fibers*, es decir, epilepsia mioclónica con fibras rojas desiguales.

MERT : *Medical Emergency Response Team*, es decir, equipo médico de respuesta de emergencia (Reino Unido, UE).

MES : Mire, escuche, sienta.

Diccionario de Abreviaciones de Enfermería

MeSH : *Medical Subject Headings*, es decir, títulos de sujetos médicos.

MET : *Metabolic Equivalent of Task*, es decir, equivalente metabólico de la tarea.

MF : Macrófago / malformación fetal / materia fecal / medicina de familia / medicina forense / médico de familia / médico forense / monitorización fetal / movimientos fetales / muerte fetal.

MFC : Medicina familiar y comunitaria.

MFD : Metilfenidato.

MFT : Mortalidad fetal tardía.

MFU : Máxima frecuencia utilizable / muerte fetal uterina.

MG : Manipulación genética / masa grasa / medicamento genérico / medicina general / médico de guardia / médico general / miastenia grave / *miastenia gravis* / mucosa gástrica.

Mg : Símbolo químico del magnesio.

mg : Miligramo.

MH : Marihuana / medicina hiperbárica / mucosas húmedas.

MI : Maltrato infantil / mama izquierda / mano izquierda / marihuana / medicina intensiva / medicina interna / médico intensivista / médico internista / miembro inferior / mínimamente invasivo / mononucleosis infecciosa / motivo de ingreso / muestra insuficiente / músculo inspiratorio.

MIA : Movimientos involuntarios anormales.

MID : Miembro inferior derecho.

MIF : *Migration Inhibiting Factor*, es decir, factor inhibidor de la migración.

MII : Miembro inferior izquierdo.

MIIA : *Minor Injury and Illness Area*, es decir, área de lesiones y enfermedades leves.

MINSA : Ministerio de Salud (Perú).

MINSAL : Ministerio de Salud (Chile).

MIR : Médico Interno Residente (España, UE).

MIRS : *Master Interview Rating Scale*, es decir, escala de valoración de entrevista maestra / *Muscular Impairment Rating Scale*, es decir, escala de calificación de impedimento muscular.

Diccionario de Abreviaciones de Enfermería

mit. : (Del lat. *mitte*). Envíe.

ML : Medicina laboral / medicina legal / musculatura lisa / músculo liso.

ml : Mililitro.

MM.DD : Miembros derechos.

MM.FF : Movimientos fetales.

MM.II : Miembros izquierdos / músculos inspiratorios.

MMC : Mielomeningocele.

MMII : Miembros inferiores.

MMR : *Vaccine Mumps, Measles & Rubella*, es decir, vacuna triple viral contra el sarampión, parotiditis y rubéola.

MMSS : Miembros superiores.

Mn : Símbolo químico del manganeso.

MNR : Muerte no relacionada.

Mo : Símbolo químico del molibdeno.

MONA : Morfina, oxígeno (O_2), nitroglicerina y aspirina.

MOR : Movimientos oculares rápidos.

morf : Morfina / morfología / morfológico.

morfol : Morfología / morfológico.

Mort : Mortal / mortalidad.

MOS : Movimientos oculares sacádicos.

MP : Mal pronóstico / marcapasos / medicina preventiva / menopausia / menopáusico / miopía patológica / mortalidad perinatal / mucopurulento / muerte perinatal / muerte postneonatal / muerte prematura / muerte prenatal / multípara / multiparidad.

MPOC : Muertos por otras causas.

MPS : Mucopolisacaridosis.

MQ : Medicoquirúrgico.

MQA : Malformación quística adenomatoidea.

MR : Mastectomía radical / material radiactivo / medicina rehabilitadora / muerte repentina / multirresistencia.

MRI : *Magnetic Resonance Imaging*, es decir, imagen por resonancia magnética.

MRN : Melena del recién nacido.

mRNA : ARN mensajero.

MS : Miembro superior / muerte súbita.

MSA : Monofásica sinusoidal amortiguada.

Diccionario de Abreviaciones de Enfermería

MSD : Miembro superior derecho.

MSF : *Médecins Sans Frontières*, es decir, Médicos Sin Fronteras.

MSI : Miembro superior izquierdo.

mSv : Milisievert.

mt : Metro.

MTX : Metotrexato.

MVEV : Virus de la encefalitis del Valle de *Murray*.

N

N : Nano / neutrófilo / neutrón / normal / número de observaciones / nutrición / símbolo químico del nitrógeno / tamaño de la muestra.

N. : (Del lat. *nocte*). Por la noche.

N.B. : (Del lat. *nota bene*). Fíjese bien.

n. y m. : (Del lat. *nocte et mane*). Noche y mañana.

Nº : Número.

n/m : Neumonía.

NA : Necrosis aséptica / necrosis avascular / nefritis aguda / nefritis aterosclerótica / neumonía adquirida / neumonía aguda / neumonía atípica / neumonía por aspiración / neumotórax artificial / neurinoma del acústico / neuropatía autonómica.

Na : Noradrenalina / símbolo químico del sodio.

NAB : Nefritis aguda bacteriana / nefritis por antibióticos.

NAC : Neumonía adquirida en la comunidad / neuropatía autonómica cardíaca / normas de actuación clínica.

NaCl : Símbolo químico del cloruro de sodio (i.e. sal).

NACD : Necrosis avascular de la cabeza del fémur.

NAIE : No se aprecian indicios de enfermedad.

NAM : No antecedentes médicos.

NANDA : *North American Nursing Diagnosis Association*, es decir, Asociación norteamericana de diagnóstico en enfermería (EE.UU.).

NARM : Neumonía asociada a la respiración mecánica.

Nb : Símbolo químico del niobio.

NBI : Necesidades básicas insatisfechas.

NBME : *National Board of Medical Examiners*, es decir, Junta Nacional de Examinadores Médicos (EE.UU.).

NBS : Necesidades básicas satisfechas.

Nbz : Nebulización / nebulizador.

NC : Nefropatía congénita / nefropatía crónica / neoplasia cervical / neoplasia cervicouterina / nervios craneales / neumonía comunitaria / neurocirculatorio / neurocirugía / neurocirujano / nistagmo congénito / no cirrótico / no colabora / no contesta.

NCI : *National Cancer Institute*, es decir, Instituto Nacional del Cáncer (EE.UU.).

NDR : No debe reanimarse.

NDU : Necrosis dérmica ulcerosa.

NE : Neumonía eosinofílica / neuroendocrinológico / nistagmo espontáneo / niveles de evidencia / no elevado / no especificado / no específico / no evaluable / no evaluado / norepinefrina / nutrición enteral.

Ne : Símbolo químico del neón.

NF : Nasofaríngeo / negativo falso / nervio facial / neurofibroma / neurofibromatosis / neurofisiología / neurofisiológico / neutropenia febril / no filtrado / no fumador / nódulo frío / normofonético / nuevo fármaco.

NFAR : Neutropenia febril de alto riesgo.

NG : Nasogástrico / necrosis grasa / *Neisseria gonorrhoeae* / nitroglicerina / no genético.

NGF : *Nerve Growth Factor*, es decir, factor de crecimiento nervioso / nervio glosofaríngeo.

NH : Necrosis hemorrágica / necrosis hepática / nefritis hereditaria / nefritis por hipersensibilidad / neumonía hospitalaria / neumonía por *Haemophillus* / neumonitis por hipersensibilidad / neuropatía hereditaria / neuropatía hipertrófica / nódulo hepático / normohidratado / nutrición humana.

NHA : Nivel hidroaéreo.

NHANES : *National Health and Nutrition Examination Survey*, es decir, estudio nacional sobre salud y nutrición (EE.UU.).

NHLBI : *National Heart, Lung, and Blood Institute*, es decir, Instituto Nacional del Corazón, de los Pulmones y de la Sangre (EE.UU.).

NHMD : Neuropatía hereditaria motora distal.

NHMS : Neuropatía hereditaria motora y sensitiva.

NHS : *National Health Service*, es decir, Sistema Nacional de Salud (Reino Unido, UE) / nefritis por hipersensibilidad / neumonitis por hipersensibilidad / neuropatía hereditaria sensitiva.

Ni : Símbolo químico del níquel.

NIC : *Nursing Interventions Classification*, es decir, clasificación de intervenciones de enfermería.

NIPPV : *Non-Invasive Positive Pressure Ventilation*, es decir, ventilación no invasiva con presión positiva.

NIR : Neumonía intersticial por radiación / neumonitis intersticial por radiación / no intentar la reanimación.

NKF : *National Kidney Foundation*, es decir, Fundación Nacional del Riñón (EE.UU.).

NLG : Neurología.

NLX : Naloxona.

NM : Nefroesclerosis maligna / neoplasia maligna / neoplasias múltiples / neumonía por micoplasmas / neuromotor / neuromuscular / neurona motora / neuropatía motora / no maligno / no presenta metástasis.

nm : Nanómetro.

nM : Nanomol.

NMOR : Sueño sin movimientos oculares rápidos.

NMS : Neurona motora superior / neuropatía motora y sensitiva.

NN : Anemia normocítica y normocrómica / identidad desconocida / neonato / neonatal / neumonía neumocistósica / neumonía nosocomial / nutrición normal.

NNAT : Neonato a término.

NNM : Neonato muerto.

NOC : *Nursing Outcomes Classification*, es decir, clasificación de resultados de enfermería.

noct. : (Del lat. *nocte*, noche). Por la noche.

NOHL : Neuropatía óptica hereditaria de *Leber*.

n.p.o. : (Del lat. *nihil per os*, nada por la boca). Nada por la boca.

NP : Nutrición parenteral.

nPCR : *Normalized Protein Catabolic Rate*, es decir, tasa de catabolismo proteico normalizada.

NPT : Nutrición parenteral total.

NPTC : Nutrición parenteral total completa.

NPVO : Nada por vía oral.

NPVP : Nutrición parenteral por vena periférica.

NR : Necrosis renal / necrosis retiniana / nefropatía refleja /

no reactivo / no realizado / no reanimable / no reanimar / no registrado / no responde / no hay respuesta.

NRA : Necrosis renal aguda / necrosis retiniana aguda.

NRAM : No refiere alergias medicamentosas.

NRAMC : No refiere alergias medicamentosas conocidas.

NRB : Neuritis retrobulbar.

NRC : Servicio de neurocirugía.

NRCPR : *National Registry of Cardiopulmonary Resuscitation*, es decir, Registro Nacional de Reanimación Cardiopulmonar (EE.UU.).

NRD : Nitrógeno rápidamente degradable.

NRL : Servicio de neurología.

NS : Nefroesclerosis / neurona sensitiva / neuropatía sensitiva / neurosífilis / nivel sanguíneo / nivel sérico / no sabe / no significativo / no sintomático / nódulo sinusal.

NSA : Neuropatía sensitiva autonómica / nodo sinoauricular.

NSAH : Neuropatía sensitiva autonómica hereditaria.

NSC : Neuropatía sensitiva congénita / nivel sonoro continuo.

NSCE : Nivel sonoro continuo equivalente.

NSEAO : Nivel sin efectos adversos observados.

NSGN : Nefropatía sin glomerulonefritis.

NSH : Neuropatía sensitiva hereditaria.

NS/NC : No sabe o no contesta.

NSP : No se palpan / no se practicó / no se presentó.

NSR : No se realizó.

NT : Nasotraqueal / necrosis tubular / nefropatía terminal / neumotórax / neurotensina / neurotransmisor / nistagmo de torsión / no tumoral / nódulo tiroideo / norma técnica / normotenso.

NTA : Necrosis tubular aguda / neumotórax artificial / normotensión arterial.

NTG : Neoplasia trofoblástica gestacional / nervio trigémino / nitroglicerina / normotolerancia a la glucosa.

NTGO : Nitroglicerina oral.

NU : Nitrógeno uréico.

NVO : Nada vía oral.

NYHA : *New York Heart Association*, es decir, asociación del corazón de Nueva York (EE.UU.).

Ñ

O

O : Grupo O.

***o.d.* :** (Del lat. *oculus dexter*, ojo derecho). Ojo derecho. / (Del lat. *omni die*, cada día). Cada día.

***o.l.* :** (Del lat. *oculus laevus*, ojo izquierdo). Ojo izquierdo.

***o.m.* :** (Del lat. *omni mane*, cada mañana). Cada mañana.

***o.n.* :** (Del lat. *omni nocte*, cada noche). Cada noche.

***o.s.* :** (Del lat. *oculus sinister*, ojo izquierdo). Ojo izquierdo.

***o.u.* :** (Del lat. *oculus uterque*, cada ojo o ambos ojos). En cada ojo.

OB : Obstetricia.

***OB/GYN* :** *Obstetrics and gynecology*, es decir, obstetricia y ginecología.

***ob-gyn* :** *Obstetrics and gynecology*, es decir, obstetricia y ginecología.

OBG : Obstetricia y ginecología.

OD : Ojo derecho.

OI : Ojo izquierdo.

OIRS : Oficina de información, reclamos y sugerencias.

OK : *Zero Killed*, es decir, cero muertos literalmente, pero se usa en el sentido de todo bien.

OM : Orden médica.

OMA : Otitis media aguda.

OMS : Organización Mundial de la Salud.

ONC : Onicocriptosis.

ONT : Organización Nacional de Trasplantes (España, UE).

ONUSIDA : Programa Conjunto de las Naciones Unidas sobre el VIH y el SIDA.

OPS : Organización Panamericana de la Salud.

ORL : Otorrinolaringología / otorrinolaringólogo.

Os : Símbolo químico del osmio.

***OSHA* :** *Occupational Safety and Health Administration*, es decir, Administración de Seguridad y Salud Ocupacional (EE.UU.).

OTB : Oclusión tubaria bilateral.

OTE : Orientado en tiempo y espacio.

OTEM : Operador telefónico para emergencias médicas.

OVA : Obstrucción de vía aérea.

OVACE : Obstrucción de vía aérea por cuerpo extraño.

P

P : Para / parto / pulso / símbolo químico del fósforo.

p. : Partes.

p.a. : Principio activo.

p.c. : (Del lat. *post cibum*, después de las comidas). Después de las comidas.

P.M. : (Del lat. *post meridiem*, después de mediodía). Después de mediodía.

p.m. : (Del lat. *post meridiem*, después de mediodía). Después de mediodía.

P.O. : Preparado oficinal.

p.o. : (Del lat. *per os*, por la boca). Por la boca.

p.r. : (Del lat. *per rectum*, por el recto). Por el recto.

p.r.n. : (Del lat. *pro re nata*, según las necesidades). *Pro re nata*.

P de O : Parcial de orina.

PA : Perímetro abdominal / presión arterial / presión atmosférica.

PACAM : Programa de alimentación complementaria para el adulto mayor (Chile).

PACO : Participación comunitaria.

PACO$_2$: Presión alveolar de dióxido de carbono (CO_2) / presión arterial de dióxido de carbono (CO_2).

PAE : Plan de atención de enfermería / proceso de atención de enfermería.

PaFi : Relación PaO_2/FiO_2.

PAI : Programa ampliado de inmunizaciones.

PAIA : Presión arterial intra-acceso.

PALS : *Patient Advice and Liaison Services*, es decir, servicios de consejería y enlace del paciente (Reino Unido, UE) / *Pediatric Advanced Life Support*, es decir, soporte vital avanzado pediátrico.

PAM : Presión arterial media.

PaO$_2$: Presión alveolar de oxígeno (O_2) / presión arterial de oxígeno (O_2).

PAP : Presión arterial pulmonar / prueba de *Papanicolau*.

part. aeq. : (Del lat. *partes aequales*, partes iguales, o *partibus aequalibus*, en partes iguales). Partes iguales.

Pb : Símbolo químico del plomo.

Diccionario de Abreviaciones de Enfermería

pb : Par de bases.

PBEG : Peso bajo para la edad gestacional.

PC : Perímetro cefálico.

PCA : Perfusión continua analgesia / persistencia del conducto arterioso.

PCN : Penicilina cristalina.

PCO$_2$: Presión parcial de dióxido de carbono (CO_2), también conocido como anhídrido carbónico (CO_2).

PCP : Presión capilar pulmonar.

PCR : Parada cardiorrespiratoria / paro cardiorrespiratorio / *Polymerase Chain Reaction*, es decir, reacción en cadena de la polimerasa / proteína C reactiva.

PCTE : Paciente.

PD : Presión diastólica.

Pd : Símbolo químico del paladio.

PDOPPS : *Peritoneal Dialysis Outcomes and Practice Patterns Study*, es decir, estudio de los patrones de práctica y resultados de diálisis peritoneal.

PE : Medidas estándares de precaución.

PEEC : Programa de evaluación externa de calidad.

PEEP : *Positive End-Expiratory Pressure*, es decir, presión positiva al final de la espiración.

PEF : *Peak Expiratory Flow*, es decir, flujo espiratorio máximo.

PEG : Gastrostomía percutánea endoscópica / pequeño edad gestacional / peso para la edad gestacional / polietiglicol.

PENS : *Percutaneous Electrical Nerve Stimulation*, es decir, neuroestimulación eléctrica percutánea.

PET : *Positron Emission Tomography*, es decir, la tomografía por emisión de positrones.

PFC : Programa Federal de *Chagas* (Argentina).

PGH : Proyecto Genoma Humano.

PHTLS : *Prehospital Trauma Life Support*, es decir, soporte vital en el trauma prehospitalario.

PIA : Presión intraabdominal / presión intra-acceso.

PIC : Período intragenésico corto / presión intracraneal / presión intracraneana.

PiCCO® : *Pulse-induced Contour Cardiac Output*, es decir, gasto cardíaco por análisis de la curva del pulso arterial.

PICO : *Patient-Intervention-Comparison-Outcome*, es decir, Paciente-Intervención-Comparación-Resultado.

PIE : Prueba inmunológica del embarazo.

PKU : Fenilcetonuria.

PL : Punción lumbar.

Plet : Pletismografía.

PLL : Ligamento longitudinal posterior.

Pm : Post mórtem.

PME : Prueba de máximo esfuerzo.

PMI : Punto máximo de impulso.

PMN : Micrófago polimorfonuclear.

PMP : Protocolo de medicina preventiva.

PNC : Penicilina.

PNDS : Plan nacional de desarrollo sanitario.

PNF : Planificación natural de la familia.

PNLS : Programa nacional de lucha contra el SIDA.

Po : Símbolo químico del polonio.

PO$_2$: Presión parcial de oxígeno (O$_2$).

POMA : *Performance-Oriented Mobility Assessment*, es decir, evaluación orientada al desempeño de la movilidad, también llamado test de Tinetti.

POSNA : *Pediatric Orthopaedic Society of North America*, es decir, Sociedad de Ortopedia Pediátrica de Norte América (EE.UU.).

PP : Placenta previa.

PPC : Presión de perfusión cerebral.

PPD : Tuberculina.

PPI : Poliparasitismo intestinal.

ppm : Partes por millón.

PPS : Previa prueba de sensibilidad.

PR : Posta rural.

Pr : Símbolo químico del praseodimio.

PRAIS : Programa de Reparación y Atención Integral en Salud (Chile).

Diccionario de Abreviaciones de Enfermería

PRN : (Del lat. *pro re nata*, según las necesidades). *Pro re nata.*

PRU : Porcentaje de reducción de urea ($CO(NH_2)_2$).

PS : Presión sistólica.

PSA : *Prostate-Specific Antigen*, es decir, antígeno prostático específico.

PSF : Plan de Salud Familiar (Chile) / Programa de Salud Familiar (Argentina).

PSI : *Pounds per Square Inch*, es decir, libras por pulgada cuadrada.

PSR : Posta de Salud Rural (Chile).

PT : Perímetro torácico.

Pt : Símbolo químico del platino.

Pte : Paciente.

PTFE : Politetrafluoroetileno.

PTH : Paratohormona.

Pu : Símbolo químico del plutonio.

PUSO : Puesto de socorro.

PV : Presión venosa.

PVC : Presión venosa central.

PVD : Presión venosa dinámica.

PVIA : Presión venosa intra-acceso.

PVVIH : Persona viviendo con VIH.

Diccionario de Abreviaciones de Enfermería

Q

q. : (Del lat. *quaque*, cada). Cada.

q.4h. : (Del lat. *quartaquaque hora*, cada cuatro horas). Cada cuatro horas.

q.a.d. : (Del lat. *quoque alternis die*, cada otro día). Cada otro día.

q.a.m. : (Del lat. *quaque die ante meridiem*, cada día por la mañana). Cada mañana.

q.d. : (Del lat. *quarter in die*, cuatro veces al día). Cuatro veces al día. / (Del lat. *quaque die*, cada día). Cada día.

q.h. : (Del lat. *quaque hora*, cada hora). Cada hora.

q.h.s. : (Del lat. *quaque hora somni*, cada hora del sueño). Cada día a la hora de acostarse.

q.i.d. : (Del lat. *quarter in die*, cuatro veces al día). Cuatro veces al día.

q.l. : (Del lat. *quantum libet*, tanto como desee). Tanto como sea necesario.

q.m. : (Del lat. *quaque mane*, cada mañana). Cada mañana.

q.n. : (Del lat. *quaque nocte*, cada noche). Cada noche.

q.q.v. : (Del lat. *quod vidē*, como se vea). Tanto como se vean.

q.s. : (Del lat. *quantum sufficit*, tanto como sea suficiente). En cantidad suficiente.

q.v. : (Del lat. *quod vidē*, como se vea). Tanto como se vea. / (Del lat. *quantum vis*, tanto como lo desee). Tanto como lo desee.

Qa : Flujo acceso vascular.

Qb : Flujo bomba circuito de diálisis.

QC : Quimerismo completo.

QM : Quimerismo mixto.

QMT : Quimioterapia.

QT : Quimioterapia.

quotid : (Del lat. *quotidie*, diario). Diario.

R

R : Reanimador / recirculación / respiración / *Roentgen*.

R. : (Del lat. *recipe*, tómese, dispénsese). Tómese según la receta médica.

R/ : (Del lat. *recipe*, tómese, dispénsese). Tómese según la receta médica.

R$_0$: Número básico de reproducción.

Ra : Símbolo químico del radio.

RAC : Recepción, Acogida y Clasificación.

RAM : Reacción adversa a medicamento / ruptura artificial de membranas.

Rb : Símbolo químico del rubidio.

RC : Radiocefálica.

RCE : Registro Colegio de Enfermeras (Chile) / retorno a la circulación espontánea.

RCM : Registro Colegio Médico (Chile).

RCP : Reanimación cardiopulmonar.

RCP-CAI : RCP con compresión abdominal intercalada.

RCP-CDA : RCP por compresión-descompresión activa.

RCR : Reanimación cardiorrespiratoria.

RDT : Radioterapia.

RE : Refractómetro.

Re : Símbolo químico del renio.

REC : Rectal.

Reg : Régimen.

REM : [MOR] *Rapid Eye Movement*, es decir, movimientos oculares rápidos.

RGE : Reflujo gastroesofágico.

Rh : Rhesus / símbolo químico del rodio.

Rh- : Rh negativo.

Rh+ : Rh positivo.

RIA : Radioinmunoensayo.

RIEI : Red Internacional de Enfermería Informática.

RM : Regurgitación mitral / resonancia magnética.

RMN : Resonancia magnética nuclear.

RN : Recién nacido / *Registered Nurse*, es decir, enfermero registrado.

Rn : Símbolo químico del radón.

RNAO : *Registered Nurses Association of Ontario*, es decir, asociación de enfermeros registrados de Ontario (Canadá).

ROG : Regeneración ósea guiada.

RoHS : *Restriction of Hazardous Substances*, es decir, restricción de sustancias peligrosas.

ROT : Reflejo osteotendinoso.

Rp : (Del lat. *recipe*, tómese, dispénsese). Tómese según la receta médica.

Rp/ : (Del lat. *recipe*, tómese, dispénsese). Tómese según la receta médica.

RPM : Rotura prematura de membranas / ruptura prematura de membranas.

rpm : Respiraciones por minuto.

RQT : Radioquimioterapia.

RR : Ruidos respiratorios.

RRS : Ritmo regular sinusal.

RS : Retículo sarcoplásmico / ritmo sinusal.

RSC : Rectosigmoidoscopia.

RsCsRs : Ruidos cardíacos rítmicos.

RT : Radioterapia.

Rt : Radioterapia.

RTA : Reacción transfusional aguda.

RTAP : Radiografía de tórax anteroposterior.

RTG : Regeneración tisular guiada.

RTL : Radiografía de tórax lateral.

RTU : Resección de próstata trasuretral / resección transuretral.

RTV : Resección de próstata trasnvesical / resección transvesical.

Ru : Símbolo químico del rutenio.

RVP : Resistencia vascular pulmonar.

RVS : Resistencia vascular sistémica.

Rx : Radiografía.

S

S : Sacro / sangre / semana / sensible / servicio / símbolo químico del azufre / síndrome / sistólico.

S° : Servicio.

S/ : (Del lat. *signētur*, que sea etiquetado). Fírmese.

s.a.i. : (Del lat. *sine alter indicatio*, sin otra medicación). Sin otra medicación. / (Del lat. *sine alter inscriptione*, sin otra especificación). Sin otra especificación.

s.c. : (Del lat. *subcutis*, subcutáneo). Subcutáneo.

s.i. : Sin interés.

s.o.s. : (Del lat. *si opus sit*, si es necesario). Administración de un medicamento por una vez en caso de urgencia. Antiguamente se le agregaba la expresión en latín, *ad tertian vicem*, máximo tres veces, pero ahora sólo indica una vez al día.

s.s. : (Del lat. *semis*, una mitad). Una mitad.

S1 : 1ª vértebra sacra.

S2 : 2ª vértebra sacra.

S3 : 3ª vértebra sacra.

S4 : 4ª vértebra sacra.

S5 : 5ª vértebra sacra.

SA : Sinoauricular.

Sa : Saturación en sangre arterial.

SABE : Salud, bienestar y envejecimiento.

SAHOS : Síndrome de apnea e hipopnea obstructiva del sueño.

SAHS : Síndrome de apnea e hipopnea del sueño.

SAME : Sistema de Atención Médica de Emergencia (Argentina).

SAMU : Servicio de Atención Médica de Urgencia (Chile).

SAO : Síndrome de abstinencia a opiáceos.

SaO$_2$: Saturación arterial de oxígeno (O$_2$).

SAOS : Síndrome de apnea obstructiva del sueño.

SAOTI : Sociedad Argentina de Ortopedia y Traumatología Infantil (Argentina).

SAP : Sociedad Argentina de Pediatría (Argentina).

SAPU : Servicio de Atención Primaria de Urgencia (Chile).

SAPUE : Sociedad Argentina de Patología de Urgencia y Emergentología (Argentina)

SAR : SAPU de Alta Resolución (Chile).

SARM : *Staphylococcus aureus* resistente a la meticilina.

SARS : *Severe Acute Respiratory Syndrome*, es decir, síndrome respiratorio agudo severo.

SAS : Síndrome de apnea del sueño.

SatO₂ : Saturación de oxígeno (O₂).

SATSE : Sindicato de Ayudantes Técnicos Sanitarios de España (España, UE).

SAU : Sociedad Argentina de Urología (Argentina).

SB : Situación basal.

Sb : Símbolo químico del antimonio.

SBA : Síndrome de boca ardiente.

SBC : Subcutáneo.

SBS : *Sick Building Syndrome*, es decir, síndrome del edificio enfermo.

SBW : Síndrome de *Beckwith-Wiedemann*.

SC : Seno coronario / sin corrección / síndrome de *Costello* / síndrome de *Cushing* / subcutáneo / superficie cutánea.

Sc : Símbolo químico del escandio.

SCA : Síndrome coronario agudo.

SCLC : *Small Cell Lung Cancer*, es decir, cáncer del pulmón de células pequeñas.

SCQ : Superficie corporal quemada.

SCS : Síndrome de *Sæthre-Chotzen*.

SCU : Sangre de cordón umbilical.

SCV : Sistema cardiovascular.

SCHOT : Sociedad Chilena de Ortopedia y Traumatología (Chile).

SD : Síndrome / sobredosis / soplo diastólico.

SDA : Síndrome de déficit atencional.

SDR : Síndrome de dificultad respiratoria.

Sdr. : Síndrome.

SDRA : Síndrome de distrés respiratorio agudo.

SDRI : Síndrome de distrés respiratorio idiopático.

SE : Sin especificar.

Se : Símbolo químico del selenio.

SEA : Síndrome de estrés asistencial.

SEC : Sistema elástico compresivo / sistema elástico de compresión.

SECOT : Sociedad Española de Cirugía Ortopédica y Traumatología (España, UE).

SEDES : Servicio Departamental de Salud (Bolivia).

SEDILE : Servicios dietéticos de leche (Chile).

SEE : Síndrome del edificio enfermo / Sociedad Española de Estrabología (España, UE).

SEEUE : Sociedad Española de Enfermería de Urgencias y Emergencias (España, UE).

SEFAP : Sociedad Española de Farmacéuticos de Atención Primaria (España, UE).

SEGCD : Sociedad Española de Genética Clínica y Dismorfología (España, UE).

SEM : Sistema de emergencias médicas.

SENAMA : Servicio Nacional del Adulto Mayor (Chile).

SENAME : Servicio Nacional de Menores (Chile).

SEOP : Sociedad Española de Ortopedia Pediátrica (España, UE).

SEREMI : Secretario regional ministerial (Chile).

SERUMS : Servicio Rural Urbano Marginal de Salud (Perú).

SEST : Sin elevación del ST.

SF : Suero fisiológico.

SFA : Síndrome febril agudo / sufrimiento fetal agudo.

SFC : Síndrome de fatiga crónica.

SG : Catéter de *Swan-Ganz* / semana de gestación / síndrome general / suero glucosado.

SG5% : Suero glucosado al 5%.

SGB : Síndrome de *Guillain-Barré*.

SGS : Suero glucosalino.

SH : Sin hallazgos.

SHE : Síndrome hipertensivo del embarazo.

Diccionario de Abreviaciones de Enfermería

SHI : Síndrome de hipertensión intracraneal.

SHP : Sin hallazgos patológicos.

SHR : Síndrome hepatorrenal.

SHU : Síndrome hemolítico urémico.

SHVO : Síndrome de hipoventilación y obesidad.

SI : Sacroilíaco / safena interna / sin interés / Sistema Internacional de Unidades.

Si : Símbolo químico del silicio.

si op. : (Del lat. *si opus sit*, si es necesario). Administración de un medicamento por una vez en caso de urgencia.

SIDA : Síndrome de inmunodeficiencia adquirida.

sig. : (Del lat. *signētur*, que sea etiquetado). Fírmese.

SIL : *Squamous Intraepithelial Lesion*, es decir, lesión intraepitelial escamosa.

SIM : Sistema de información médica.

SIMV : *Synchronized Intermittent Mandatory Ventilation*, es decir, ventilación mandatoria intermitente sincronizada.

sine : (Del lat. *sine*, sin). Sin.

SINECPOL : Sindicato Nacional de Enfermeras Civiles de la Policía Nacional del Perú (Perú).

SINEEP : Sindicato Nacional de Enfermeras del Ejército del Perú (Perú).

SIRI : Síndrome inflamatorio de reconstitución inmune.

SIT : *Situs inversus* torácico.

SK : Sarcoma de *Kaposi*.

SKL : Síndrome de *Kleine-Levin*.

SKS : Síndrome de *Kearns-Sayre*.

SKT : Síndrome de *Klippel-Trénaunay*.

SKTW : Síndrome de *Klippel-Trénaunay-Weber*.

SL : Sublingual.

sl : Sublingual.

SLAOTI : Sociedad Latinoamericana de Ortopedia Infantil.

SLE : Supervivencia libre de enfermedad.

SLN : Síndrome de *Lesch-Nyhan*.

SM : Síndrome de *Marfan*.

Sm : Símbolo químico del samario.

Diccionario de Abreviaciones de Enfermería

SMA : Síndrome de malabsorción.

SMAC : *Sequential Multiple Analysis Computed*, es decir, analizador secuencial múltiple computarizado.

SMF : Sistema mononuclear fagocítico.

SMH : Síndrome de la membrana hialina.

SMI : Síndrome de malabsorción intestinal.

SML : Servicio Médico Legal (Chile).

SMOP : Sociedad Mexicana de Ortopedia Pediátrica (México).

SMS : Síndrome de la muerte súbita.

SMSI : Síndrome de la muerte súbita inexplicable / síndrome de la muerte súbita infantil.

SMSL : Síndrome de muerte súbita del lactante.

SMW : Síndrome de *Mallory-Weiss*.

SN : Serología negativa / síndrome nefrótico / sistema nervioso.

Sn : Símbolo químico del estaño.

SNA : Síndrome nefrítico agudo / sistema nervioso autónomo.

SNC : Sistema nervioso central.

SNG : Síndrome del niño golpeado / sonda nasogástrica.

SNP : Sistema nervioso periférico.

SNS : Servicio Nacional de Salud (Chile) / sistema nervioso simpático.

SNTSS : Sindicato Nacional de Trabajadores de Salud (México).

SNY : Sonda nasoyeyunal.

SO : Salpingooforectomía / segunda opinión.

SOBOMETRA : Sociedad Boliviana de Medicina Tradicional (Bolivia).

SOCHIENPRE : Sociedad Chilena de Enfermería Prehospitalaria (Chile).

SOCHISIM : Sociedad Chilena de Simulación Clínica y Seguridad del Paciente (Chile).

SOG : Sobrecarga oral de glucosa.

Soluc : Solución.

SOP : Síndrome del ovario poliquístico.

SOPQ : Enfermedad poliquística del ovario.

SOTU : Sociedad Uruguaya de Ortopedia y Traumatología (Uruguay).

SP : Serología positiva / *Simulated Patient*, es decir, paciente simulado.

SPAD : Diálisis de albúmina de paso simple.

SPB : Sarcoma de partes blandas.

SPECT : *Single Photon Emission Computed Tomography*, es decir, la tomografía computarizada por emisión de fotones individuales.

SPF : *Sunscreen Protective Factor Index*, es decir, factor de protección solar.

SPM : Síndrome premenstrual.

SPMSQ : *Short Portable Mental Status Questionnaire*, es decir, cuestionario corto y portable de salud mental.

SPW : Síndrome de *Prader-Willi*.

SQA : Superficie de quemadura de tipo A.

SQAB : Superficie de quemadura de tipo AB.

SQB : Superficie de quemadura de tipo B.

Sr : Símbolo químico del estroncio.

SRAS : Síndrome respiratorio agudo severo.

SRE : Sistema retículoendotelial.

SRI : Secuencia rápida de intubación / síndrome de resistencia a la insulina.

SRIF : *Somatotropin Release-Inhibiting Factor*, es decir, somatostatina.

SRIS : Síndrome de respuesta inflamatoria sistémica.

SRV : Supervivencia.

SSA : Secretaría de Salud (México).

SS : Síndrome de *Sjögren* / soplo sistólico.

SSF : Suero salino fisiológico.

SSMC : Servicio de Salud Metropolitano Central (Chile).

SSMN : Servicio de Salud Metropolitano Norte (Chile).

SSMO : Servicio de Salud Metropolitano Oriente (Chile).

SSMOC : Servicio de Salud Metropolitano Occidente (Chile).

SSMS : Servicio de Salud Metropolitano Sur (Chile).

SSMSO : Servicio de Salud Metropolitano Sur Oriente (Chile).

Diccionario de Abreviaciones de Enfermería

SSO : Salud & Seguridad Ocupacional.

SST : Síndrome de *shock* tóxico.

ST : Sangre total / secreción tubular / segmento del electrocardiograma entre la onda S y la onda T / síndrome de *Tourette* / síndrome de *Turner*.

stat. : (Del lat. *statim*, inmediatamente). Inmediatamente.

STC : Síndrome del túnel carpiano.

STD : Sí tiene dolor.

STH : Según técnica habitual.

SU : Servicio de urgencias.

Sup : Supositorio.

SV : Signos vitales.

Sv : Sievert.

SVA : Soporte vital avanzado.

SVAT : [ATLS] Soporte vital avanzado de trauma.

SVB : Soporte vital básico.

SVCOT : Sociedad Venezolana de Cirugía Ortopédica y Traumatología (Venezuela).

SVP : Sistema venoso profundo.

SVV : Síndrome vasovagal.

SW : Síndrome de *West*.

SWPW : Síndrome de *Wolff-Parkinson-White*.

SZE : Síndrome de *Zollinger-Ellison*.

T

T : Timina.

t.d. : (Del lat. *ter in die*, tres veces al día). Tres veces al día.

t.i.d. : (Del lat. *ter in die*, tres veces al día). Tres veces al día.

T. de p. : Trabajo de parto.

Tº : Temperatura.

T1 : 1ª vértebra dorsal o vértebra torácica (D1).

T2 : 2ª vértebra dorsal o vértebra torácica (D2).

T3 : 3ª vértebra dorsal o vértebra torácica (D3) / triiodotironina / triyodotironina.

T4 : 4ª vértebra dorsal o vértebra torácica (D4) / tetrayodotironina / tiroxina.

T5 : 5ª vértebra dorsal o vértebra torácica (D5).

T6 : 6ª vértebra dorsal o vértebra torácica (D6).

T7 : 7ª vértebra dorsal o vértebra torácica (D7).

T8 : 8ª vértebra dorsal o vértebra torácica (D8).

T9 : 9ª vértebra dorsal o vértebra torácica (D9).

T10 : 10ª vértebra dorsal o vértebra torácica (D10).

T11 : 11ª vértebra dorsal o vértebra torácica (D11).

T12 : 12ª vértebra dorsal o vértebra torácica (D12).

TA : Temperatura ambiente / tensión arterial / tratamiento actual / traumatismo abdominal.

Ta : Símbolo químico del tantalio.

TAB : Trastorno afectivo bipolar.

Tab : Tableta.

TAC : Tomografía axial computarizada.

TACEVAC : *Tactical Evacuation*, es decir, evacuación táctica.

TACO : Tratamiento anticoagulante.

TAE : Trastorno afectivo estacional.

TAG : Tolerancia anormal a la glucosa / trastorno de ansiedad generalizada.

TAM : Tensión arterial media.

TAO : Tratamiento anticoagulante oral.

Diccionario de Abreviaciones de Enfermería

TAP : Taquicardia auricular paroxística.

TAR : Terapia antiretroviral.

TARV : Terapia antiretroviral.

TB : Todo bien / traqueobronquitis / tuberculina / tuberculosis.

Tb : Símbolo químico del terbio.

TBC : Tuberculosis.

Tbc : Tuberculosis.

tbc : Tuberculosis.

TBCP : Tuberculosis pulmonar.

TBI : *Traumatic Brain Injury*, es decir, lesión cerebral traumática.

TBN : Tasa bruta de natalidad.

TBP : Tuberculosis pulmonar.

TBQ : Tabaquismo.

TBS : *The Bethesda System*, es decir, el sistema *Bethesda*.

Tbsp : (Del ingl. *tablespoon*). Cucharada, de 15 ml.

TC : Tiempo de coagulación / tomografía computarizada / trasplante cardíaco / tumor carcinoide.

Tc : Símbolo químico del tecnecio.

TCA : Tiempo de coagulación activado / trastorno de la conducta alimentaria.

TCC : Terapia cognitivo-conductual / tomografía computarizada cuantitativa.

TCE : Traumatismo craneoencefálico.

TCEC : Tiempo de circulación extracorpórea.

TCF : Tamaño, consistencia y forma.

TCGV : Transposición completa de los grandes vasos.

TD : Testículo descendido / toxoide diftérico / tuberculosis diseminada / túbulo distal.

TDA : Trastorno por déficit de atención.

TDAH : Trastorno por déficit de atención con hiperactividad.

TDM : Trastorno depresivo mayor.

TDP : Difosfato de tiamina.

TDPM : Trastorno disfórico premenstrual.

TE : Tiempo eficaz de un fármaco / tracción esquelética.

Te : Símbolo químico del telurio.

TEA : Trastorno del aprendizaje escolar.

TEC : Traumatismo encefalocraneano.

TEFE : Tasa específica de fecundidad.

TEM : Tecnólogo en emergencias médicas (Ecuador).

TENS : Técnico de enfermería de nivel superior / estimulación eléctrica transcutánea.

TEP : Tromboembolismo pulmonar.

TEPA : Tromboembolismo pulmonar agudo.

TEPSI : Test de desarrollo psicomotor 2-5 años (Chile).

TEPT : Trastorno por estrés postraumático.

TET : Tubo endotraqueal.

TFC : Tamaño, forma y consistencia.

TFG : Tasa de filtración glomerular.

TG : Triglicérido.

TGA : Trasposición de las grandes arterias.

TGF : Tasa global de fecundidad.

TGI : Tracto gastrointestinal.

TGL : Triglicérido.

TGO : Transaminasa glutámico oxalacética.

TGP : Transaminasa glutámico pirúvica.

TGS : Teoría General de Sistemas.

TH : Trasplante hepático.

Th : Símbolo químico del torio.

THC : Tetrahidrocannabinol.

THS : Terapia hormonal sustitutiva.

TI : Tórax inestable.

Ti : Símbolo químico del titanio.

TIA : *Transient Ischemic Attack*, es decir, accidente isquémico transitorio.

Tira reac. : Tira reactiva.

TIS : Tumor *in situ*.

TISS 28 : *Therapeutic and Intervention Scoring System*, es decir, sistema de calificación terapéutico y de intervenciones.

TIT : Terapia intratecal.

Tl : Símbolo químico del talio.

Diccionario de Abreviaciones de Enfermería

TLD : Medicamento de prescripción renovable.

TM : Tasa de mortalidad / tumor / tumoración.

Tm : Símbolo químico del tulio.

TMB : Tasa metabólica basal.

TME : Técnico médico de emergencias.

TME-B : Técnico médico de emergencias básico.

TME-P : Técnico médico de emergencias paramédico.

TMO : Trasplante de médula ósea.

TNT : Troponina T.

TOC : Trastorno obsesivo-compulsivo.

TOD : Tumor de origen desconocido.

TOG : Tolerancia oral a la glucosa.

TORCH : Toxoplasmosis, otras infecciones, rubéola, citomegalovirus y herpes.

TOT : Traqueotomía / tubo orotraqueal.

TP : Tiempo de protrombina / trasplante pulmonar.

tPA : Activador del plasminógeno tisular.

TPH : Trasplante de progenitores hematopoyéticos.

TPM : Técnico Paramédico / toxina paralizante de molusco.

TPS : Taquicardia paroxística supraventricular.

TPSV : Taquicardia paroxística supraventricular.

TPT : Tiempo parcial de tromboplastina.

TQSV : Taquicardia supraventricular.

TR : Tacto rectal / tira reactiva / trasplante renal.

TRA : Técnicas de reproducción asistida / temperatura / servicio de traumatología.

Tra. : Temperatura.

TRH : Terapia de reemplazo hormonal / *Thyrotropin-Releasing Hormone*, es decir, tiroliberina.

TRS : Tracto respiratorio superior.

Trto. : Tratamiento.

TS : Taquicardia sinusal / taquicardia supraventricular / tiempo de sangría.

TSH : Tirotropina.

TSP : Taquicardia supraventricular paroxística.

Diccionario de Abreviaciones de Enfermería

TSR : Tratamiento sustitutivo renal.

TSV : Taquicardia supraventricular.

TSVP : Taquicardia supraventricular paroxística.

TT : Tiempo de trombina / *Tilt Test*, es decir, prueba inclinada / tiroidectomía total / toque terapéutico / toxoide tetánico / transtorácico / tratamiento / traumatismo torácico.

TTB : Tracción de tejidos blandos.

TTG : Test de tolerancia a la glucosa.

Tto : Tratamiento.

Tt° : Tratamiento.

TTOG : Test de tolerancia oral a la glucosa.

TTP : Tiempo de tromboplastina parcial.

TTPA : Tiempo de tromboplastina parcial activado.

TTPK : Tiempo parcial de tromboplastina activada.

TU : Tacto uterino.

TV : Tacto vaginal / taquicardia ventricular / *Trichomonas vaginalis* / triple viral.

TVI : Taquicardia ventricular idiomática / trombo en el ventrículo izquierdo.

TVNS : Taquicardia ventricular no sostenida.

TVP : Trombosis venosa profunda.

TVS : Taquicardia ventricular sostenida / trombosis venosa superficial.

TX : Tiroidectomía / tórax / trasplante / tratamiento / tromboxano.

Tx : Trauma.

TXA : Tromboxano A.

TXB : Tromboxano B.

TxC : Trasplante cardíaco.

TxCP : Trasplante cardiopulmonar.

TxH : Trasplante hepático.

TxR : Trasplante renal.

- 117 -

U

U : Símbolo químico del uranio / unidad / uracilo / urología / útero.

UA : Urticaria alérgica / uveítis aguda.

UB : Úlcera de *Buruli*.

UC : Unidad coronaria / urticaria crónica / uveítis crónica.

UCAM : Unión comunal de adulto mayor (Chile).

UCC : Unidad de cuidados coronarios / unidad de cuidados críticos.

UCE : Unidad de corta estancia.

UCI : Unidad de cuidados intensivos / unidad de cuidados intermedios.

UCIC : Unidad de cuidados intensivos coronarios.

UCIM : Unidad de cuidados intensivos móvil.

UCIN : Unidad de cuidados intensivos neonatales.

UCIP : Unidad de cuidados intensivos pediátricos.

UD : Urodensímetro.

UDH : Unidad domiciliaria de hospitalización.

UDO : Unidad de observación / unidad del dolor.

UEH : Unidad de emergencia hospitalaria.

UF : Ultrafiltración.

UFC : Unidades formadoras de colonias.

UGD : Úlcera gastroduodenal.

UI : Unidad Internacional.

UICC : *Union for International Cancer Control*, es decir, unión internacional contra el cáncer.

UK : Urokinasa.

UMT : Unidad Medicina Transfusional.

UNESCO : *United Nations Educational, Scientific and Cultural Organization*, es decir, Organización Educativa, Científica y Cultural de las Naciones Unidas.

UNG : Uretritis no gonocócica.

Ung : Ungüento.

UNHCR : [ACNUR] *United Nations High Commissioner for Refugees*, es decir, Alto Comisionado de las Naciones Unidas para los Refugiados.

UNICEF : *United Nations Children's Emergency Fund*, es

decir, Fondo Internacional de las Naciones Unidas para la Ayuda a la Infancia.

UO : Unidad de observación / uropatía obstructiva.

UPARP : Unidad de parto, alumbramiento, recuperación y puerperio.

UPC: Unidad de paciente crítico.

UPCC : Unidad paciente crítico cardiovascular.

UPCP : Unidad paciente crítico pediátrico.

UPEC : Unidad de pacientes con enfermedades complejas.

UPP : Úlcera perforante de presión / úlcera por presión.

UR : Última regla.

URN : Última regla normal.

URO : Unidad de rehidratación oral (Perú).

URR : Porcentaje de reducción de urea ($CO(NH_2)_2$).

US : Ultrasonido.

USE : Ultrasonido endoscópico.

USG : Ultrasonografía.

USMLE : *United States Medical Licensing Examination*, es decir, Examen de Licencia Médica de los Estados Unidos (EE.UU.).

USU : Un solo uso.

UT : Ultratermia.

ut dict. **:** (Del lat. *ut dictum*, como se indique). Como se indique.

UTAC : Unidad de tratamiento de ataque cerebrovascular.

UTD : Unidad de tratamiento del dolor.

UTI : Unidad de terapia intensiva / unidad de tratamiento intermedio / *Urinary Tract Infection*, es decir, infección del tracto urinario.

UTIQ : Unidad de tratamiento intermedio quirúrgico.

UTIM : Unidad de tratamiento intermedio médico.

UTO : Unidad de trauma ocular.

UUP : Úlcera por presión.

UVA : *Ultraviolet Light of the A Wavelength*, es decir, radiación ultravioleta de longitud de onda A.

V

V : Agudeza visual / número romano cinco / símbolo químico del vanadio / vacuna / vacunación / velocidad / vena / visión / voltio / volumen.

V/ : Vigilar.

V1 : Derivación unipolar precordial del electrocardiograma.

V2 : Derivación unipolar precordial del electrocardiograma.

V3 : Derivación unipolar precordial del electrocardiograma.

V4 : Derivación unipolar precordial del electrocardiograma.

V5 : Derivación unipolar precordial del electrocardiograma.

V6 : Derivación unipolar precordial del electrocardiograma.

VA : Vaciamiento axilar / ventilación alveolar / vía aérea / vitamina A / volumen alveolar / voluntad anticipada.

VAC : *Vacuum Assisted Closure*, es decir, drenaje con cierre asistido con presión negativa / *vacuum pack*, es decir, aspiradora o envasadora al vacío.

VAFNO : Ventilación de alta frecuencia no oscilatoria.

VAFO : Ventilación mecánica de alta frecuencia oscilatoria.

VAG : Vacuna antigripal.

Vag. : Vaginal.

VAO : Válvula aórtica / valvulopatía aórtica.

VAT : Vacuna antitetánica.

VB : Vaginitis bacteriana / valor basal / valor biológico / vena basílica / vertebrobasilar / vesícula biliar / vía biliar / vía bucal / visión binocular / visto bueno.

VB12 : Cianocobalamina / vitamina B12.

VBL : Vinblastina.

VBP : Vía biliar principal / vías biliares y pancreáticas.

VC : Vena cava / vena cefálica / *Vital Capacity*, es decir, capacidad vital / volumen corriente.

VCI : Vena cava inferior.

VCG : Vaciado cervicoganglionar / vectocardiograma.

VCM : Volumen corpuscular medio.

Diccionario de Abreviaciones de Enfermería

VD : Ventrículo derecho.

VDRL : *Venereal Disease Research Laboratory*, es decir, laboratorio de investigación de las enfermedades venéreas.

VEB : Virus de *Epstein-Barr*.

VEP : *Visual Evoked Potentials*, es decir, potenciales evocados visuales.

VFS : Volumen de fin de sístole.

VFSVI : Volumen de fin de sístole ventricular izquierdo.

VH : *Variable Region of the Heavy Chain*, es decir, región variable de las cadenas pesadas de las inmunoglobulinas.

VHA : Virus de la hepatitis A.

VHB : Virus de la hepatitis B.

VHC : Virus de la hepatitis C.

VHD : Virus de la hepatitis D.

VHE : Virus de la hepatitis E.

VHH : Virus del herpes humano.

VHH-6 : Virus herpes humano tipo 6.

VHS : Virus del herpes simple.

VHSK : Virus herpes del sarcoma de *Kaposi*.

VI : Ventricular izquierda / ventrículo izquierdo / volumen de inspiración.

VIC : Válvula ileocecal.

Vic : Vía intracavernosa.

VIH : Virus de la inmunodeficiencia humana.

VIN : *Vulvar Intraephitelial Neoplasia*, es decir, neoplasia intraepitelial vulvar.

VIN III : Displasia severa de vulva. Es un carcinoma *in situ*.

Vinh : Vía inhalatoria.

VIP : *Vasoactive Intestinal Peptide*, es decir, péptido intestinal vasoactivo.

VIR : Vehículo de intervención rápida.

VIV : Vía intravenosa.

VK : Vitamina K.

VLDL : *Very Low-Density Lipoprotein*, es decir, lipoproteína de muy baja densidad.

VM : Válvula mitral / valvulopatía mitral / ventilación máxima / ventilación mecánica / volumen minuto.

VM-26 : Tenipósido.

VMA : *Vanillylmandelic Acid*, es decir, ácido vanililmandélico

- 121 -

Diccionario de Abreviaciones de Enfermería

/ ventilación mecánica asistida.

Vmáx : Volumen espiratorio máximo.

VMC : Ventilación mecánica continua / volumen minuto cardíaco.

VMD : Ventilación mecánica domiciliaria.

VMNI : Ventilación mecánica no invasiva.

VN : Valor normal.

VO : Vía oral.

Vº Bº : Visto bueno.

Vof : Vía oftálmica.

VOM : Ver órdenes médicas.

VOP : Vacuna oral de la poliomielitis.

Vot : Vía ótica.

VP : Válvula pulmonar / valvulopatía pulmonar / vía parenteral.

Vp-16 : Etopósido.

VPB : Vértigo paroxístico benigno / vértigo posicional benigno.

VPH : Virus del papiloma humano.

VPM : Válvula posterior mitral / valvulopatía mitral / veneno paralizante de los mariscos / volumen plaquetario medio.

VPPB : Vértigo paroxístico posicional benigno.

VR : Vía rectal / volumen respiratorio / vulvectomía radical.

VRC : Vaciamiento radical cervical / vaciamiento radical clásico.

VRE : Volumen de reserva espiratorio.

VRS : Virus respiratorio sincitial.

VS : Velocidad de sedimentación / vena safena / vena subclavia / versus / vive sano / volumen sistólico.

VS/VDF : Volumen sistólico / volumen telediastólico, es decir, fracción de eyección.

VSc : Vía subcutánea.

VSE : Vena safena externa.

VSG : Velocidad de sedimentación globular.

VSH : Vena suprahepática.

VSI : Vena safena interna.

VSl : Vía sublingual.

VSR : Virus sincitial respiratorio.

VT : Válvula tricúspide / valvulopatía tricúspide / vía tópica / *Tidal Volume*, es decir, volumen corriente.

VTC : Videotoracoscopia.

VTD : Videotoracoscopia diagnóstica / volumen telediastólico.

VTd : Vía transdérmica.

VTDVI : Volumen telediastólico ventricular izquierdo.

VTS : Volumen telesistólico.

VTSVI : Volumen telesistólico ventricular izquierdo.

VV : Vía vaginal / vulva y vagina.

VVC : Vía venosa central / vulvovaginitis cíclica.

VVI : Marcapasos de estimulación ventricular inhibida por sensibilización ventricular / volumen ventricular izquierdo.

VVIR : Marcapasos de estimulación ventricular inhibida por sensibilización ventricular con respuesta de la frecuencia.

VVP : Válvula ventrículoperitoneal / vía venosa periférica.

VVZ : Virus varicela-zóster.

vWF : Factor de *von Willebran*.

W : Símbolo químico del wolframio, normalmente llamado tungsteno.

WFME : *World Federation for Medical Education*, es decir, Federación Mundial para la Educación Médica.

WHO : *World Health Organization*, es decir, Organización Mundial de la Salud.

WMDA : *World Marrow Donor Association*, es decir, Asociación Mundial de Donantes de Médula Ósea.

WONCA : *World Organization of Family Doctors*, es decir, la organización mundial de los médicos generales y de familia.

WP : W-plastia.

WPW : Síndrome de *Wolff-Parkinson-White*.

X

X : Cromosoma X.

X-LR : *X-Linked Recesive*, es decir, ligado al cromosoma X de carácter recesivo.

XIIA : Factor XII de coagulación activado.

X : Xantosina.

X' : Por minuto.

X min : Por minuto.

X tno : Por teléfono.

XA : Factor X de coagulación activado / quiasma.

XD : Xerodermia.

Xe : Símbolo químico del xenón.

XHUP : *Xarxa hospitalaria de utilització pública*, es decir, red hospitalaria de utilización pública, en Cataluña, España, UE.

XL : *X-Linked*, es decir, ligado al cromosoma X.

XMP : *Xantosine Monophosphate*, es decir, xantosinmonofosfato o ácido xantílico.

XOAN : *X-Linked Ocular Albinism Nettleship*, es decir, albinismo ocular ligado al cromosoma X.

XP : Xerodermia pigmentosa.

xq : Porque.

XR : *X-Ray*, es decir, rayos X.

XTM : Xantoma tuberoso múltiple.

XX : Cromosomas femeninos.

XXX : Síndrome de Triple X.

XXY : Síndrome de *Klinefelter*.

XY : Cromosomas masculinos.

Y

Y : Cromosoma Y / símbolo químico del itrio.

Yb : Símbolo químico del iterbio.

YE : *Yersinia enterocolitica.*

YID : Yugular interna derecha.

YII : Yugular interna izquierda.

YPP : Yeso pelvipédico.

YTB : Yeso toracobraquial.

YYT : Yeyunostomía.

Z

ZBS : Zona básica de salud.

ZDV : Zidovudina.

ZE : Síndrome de *Zollinger-Ellison*.

ZI : Zona infartada / zona irritativa / zona isquémica.

ZIG : *Zoster Immunoglobulin*, es decir, inmunoglobulina contra el herpes zóster.

ZN : Tinción de *Ziehl-Neelsen*.

Zn : Símbolo químico del zinc.

ZP : Z-plastia.

Zr : Símbolo químico del zirconio.

ZTA : Zona de transformación atípica.